Sitzungsberichte
der Akademie der Wissenschaften
der DDR
Mathematik — Naturwissenschaft — Technik

Jahrgang 1981 · Nr. 18/N

Albert Wollenberger

Die nervale und hormonelle Regulation des Herzens: Biochemische Mechanismen

AKADEMIE-VERLAG · BERLIN
1982

Vortrag von Albert Wollenberger, Ordentliches
Mitglied der Akademie der Wissenschaften der DDR,
in der wissenschaftlichen Sitzung des Plenums
am 19. März 1981

Herausgegeben im Auftrage
des Präsidenten der Akademie
der Wissenschaften der DDR
von Vizepräsident Prof. Dr. Heinrich Scheel

ISSN 0138-3956
Erschienen im Akademie-Verlag, DDR-1080 Berlin, Leipziger Str. 3–4

Lizenznummer: 202 · 100/46/82
Gesamtherstellung: VEB Druckhaus Köthen
Bestellnummer: 763 064 0 (2010/81/18/N) · LSV 2015
Printed in GDR
DDR 4,– M

Inhalt

Bevor im folgenden das Thema Herz angeschnitten wird, ist es des besseren Verständnisses halber angebracht, zunächst einige allgemeine Aspekte der nervalen und hormonellen Regulation zur Sprache zu bringen.

1. Funktionelle Organisation des endokrinen Systems und der Herzinnervation

In höheren tierischen Organismen — und nur von diesen wird hier die Rede sein — sorgen bekanntlich das Nervensystem und Hormone für die Steuerung und die Koordination der Funktion der verschiedenen Organe und Gewebe und helfen dem Organismus als Ganzes bei seiner Anpassung an Veränderungen in der Umwelt. Sie stellen Kommunikationssysteme dar, durch die (fast augenblicklich) über die Nervenbahnen oder (mit etwas Verzögerung) über die im Blut transportierten Hormone den Zellen der Erfolgs- oder Zielorgane die für sie bestimmte Information übermittelt wird.

Die beiden Kommunikationssysteme sind nicht nur parallel, sondern teilweise auch in Serie geschaltet, und zwar insofern, als der Anstoß die Sekretion der meisten Hormone letztendlich vom oder über das Zentralnervensystem herkommt, auf dem Wege der hypothalamisch-hypophysären Achse (Abb. 1). In den Kernen des Hypothalamus, einer Region des Zwischenhirns, werden unter Einwirkung von dem Großhirn und von der Peripherie kommenden nervalen Impulsen die hypophyseotropen Hormone gebildet, bekannt auch unter der Bezeichnung hypothalamische Freisetzungs- („Releasing")-Hormone. Diese neuroendokrinen Substanzen sind Oligopeptide, die zur benachbarten Hypophyse transportiert werden, wo sie die Hormone des Vorderlappens dieser eine Dirigentenrolle im endokrinen System spielenden Drüse freisetzen. Die Vorderlappenhormone sind alle Eiweißkörper bzw. Polypeptide. Einige von ihnen regen die sekretorische Tätigkeit in einer Reihe von der Hypophyse untergeordneten Drüsen, wie die Schilddrüse, die Keimdrüsen und die Nebennierenrinde, an. Im Gegensatz hierzu wird die Hormonabgabe aus dem Nebennierenmark direkt auf nervalem Wege ausgelöst. Die beiden Nebennierenmarkhormone, die Katecholamine Adrenalin und Noradrena-

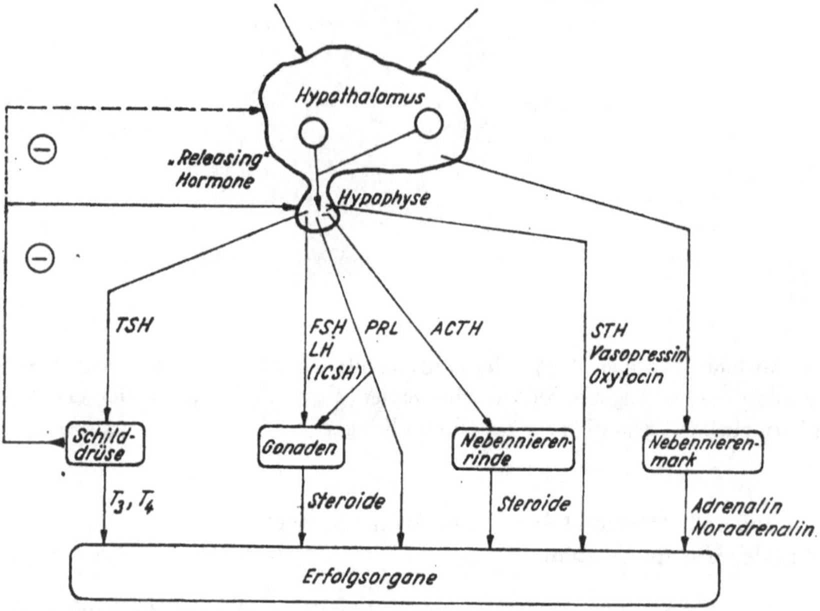

Abb. 1 Schematische Darstellung des endokrinen Systems bei Wirbeltieren.
TSH: Thyreotropin; FSH: Follikel stimulierendes Hormon; LH: Luteinisierendes Hormon; ICSH: interstitielle Zellen stimulierendes Hormon: PRL: Prolaktin; ACTH: adrenocorticotropes Hormon; STH: Somatotropin. Vasopressin und Oxytocin sind Peptidhormone des Hypophysenhinterlappens; T_3: Trijodthyronin; T_4: Thyroxin.

lin, einer deren Hauptangriffspunkte das Herz ist, können dabei in Notfallsituationen recht schnell in Aktion treten.

Die mit Minuszeichen versehenen Pfeile zeigen Möglichkeiten einer negativen Rückkopplung an. So ist zum Beispiel bekannt, daß Erhöhung des Blutspiegels der Schilddrüsenhormone die Bildung bzw. Abgabe des vorgeschalteten hypophysären Hormons, nämlich des thyreotropen Hormons (TSH), hemmt.

Die nervale und die hormonelle Informationsübermittlung besitzen vom Standpunkt der Informationstheorie aus bei aller Verschiedenheit bestimmte Gemeinsamkeiten, besonders hinsichtlich des Mechanismus der Signalweiterleitung und -verarbeitung. Die Impulsübertragung von einer Nervenzelle zur anderen über Synapsen und von den peripheren Nervenendigungen auf die Zellen im Erfolgsorgan, gleichfalls über Synapsen, erfolgt chemisch (humoral), durch Freisetzung und Diffusion von Überträgersubstanzen wie Azetylcholin, Noradrenalin, Dopamin, Serotonin, um einige der am besten bekannten neurohumoralen Transmitterstoffe zu nennen. Abb. 2 zeigt ein Schema der chemischen Neurotransmission. Eine Depolarisationswelle (Nr. 1) erreicht das periphere Ende der präsynaptischen Ner-

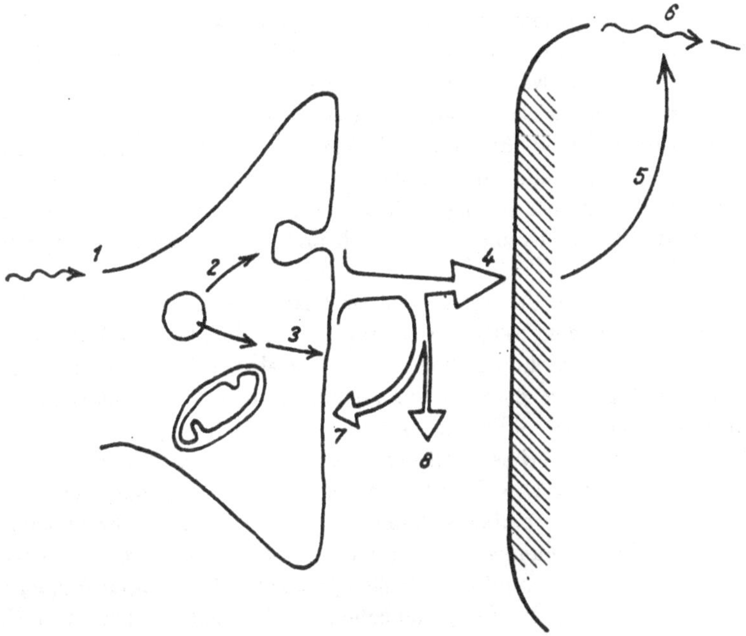

Abb. 2 Schema der synaptischen Neurotransmission. Nach [1].

venfaser und setzt den dort gespeicherten Transmittor (Nr. 2 und 3) frei, der dann zur anderen Seite des etwa 20nm breiten synaptischen Spalts diffundiert, wo er über einen Kopplungsfaktor (Nr. 5) eine neue Depolarisationswelle (Nr. 6) in Gang setzt, wenn es sich um ein postsynaptisches Neuron handelt, oder, wenn es sich um eine Zelle eines Zielorgans wie das Herz handelt, eine für diese Zelle typische andere Reaktion auslöst. Der hier angedeutete nervale Überträgerstoff hat den Charakter eines Lokal- oder Gewebshormons, das nicht über die Blutbahn zum Zielorgan gelangt, sondern von einem Zelltyp gebildet wird und auf andere, benachbarte Zellen einwirkt. Histamin und die Prostaglandine sind zum Beispiel derartige Gewebshormone. Im engeren Sinne, gemäß der klassischen Definition, bezeichnet man gewöhnlich (jedenfalls im Tierreich) als Hormone solche chemischen Boten, die von den innersekretorischen Drüsen, in denen sie gebildet werden, über die Blutbahn an die Zellen des Zielorgans gelangen. Man könnte sich auch der Einfachheit halber eine allgemeine Definition zu eigen machen, die alle von einer Zelle zur anderen herangetragenen Mediatoren umfaßt und keinen prinzipiellen Unterschied macht hinsichtlich der Art und Länge des Weges zwischen den „Absenderzellen“ der chemischen Botschaft und den „Empfängerzellen“.

Was nun speziell die nervale Regulation des Herzens anbetrifft, so untersteht sie unmittelbar dem autonomen Nervensystem und wird in doppelter, aber gegenläufiger Weise einerseits durch die Herznerven des Sympathikus und andererseits durch die im Vagusnerv verlaufenden Fasern des Parasympathikus ausgeübt. Die ersteren mit antreibender, beschleunigender, verstärkender Wirkung auf den Herzschlag (daher auch ihr Name Nervi accelerantes) und die letzteren bremsend, verlangsamend, abschwächend wirkend (gemäß ihrer Bezeichnung als Nervi retardantes) und wirksam werdend als Bremse in erster Linie am sympathisch angetriebenen Organ in der Rolle eines Gegenspielers des Sympathikus und der phylogenetisch und funktionell in engster Beziehung zum Sympathikus stehenden Drüsenzellen des Nebennierenmarks. Antrieb und Bremse des Herzens: eine dialektische Einheit.

Die Ursprungszellen des Sympathikus und des Vagus (des 10. Hirnnerven) liegen im Rückenmark und dem verlängerten Mark (Medulla oblongata) (Abb. 3). Ihre Neuriten ziehen hinaus zu Ganglien, von denen ein zweites Neuron seinen Ausgang nimmt, im Falle des Sympathikus an die 20, den Sympathikus-Grenzstrang (Truncus sympathicus) bildenden Ganglien zu beiden Seiten der Wirbelsäule. In Abb. 3 sind der Einfachheit halber nur einer der beiden Stränge und nur 2 der Ganglien eingezeichnet. Der Neurotransmittor an den Endigungen der postganglionären Fasern des Sympathikus (grau in Abb. 3) ist das Noradrenalin, ein Derivat des Brenzkatechinamins (siehe Formel in Abb. 3). Es ist freisetzbar aus Speichervesikeln durch Nervenimpulse in Mengen proportional zur Impulsfrequenz. Nach ihrem Transmittor werden die postganglionären Sympathikusneuronen als adrenerg, manchmal auch als noradrenerg bezeichnet. Der Überträgerstoff an den postganglionären Faserendigungen des Vagus, aber auch an allen präganglionären Faserenden des gesamten autonomen Nervensystems ist das Azetylcholin, ein Essigsäureester des Cholins (siehe Formel in Abb. 3). Die betreffenden, das Azetylcholin freisetzenden Neuronen werden als cholinerg klassifiziert. Die Entdeckung des Azetycholins, ursprünglich Vagusstoff genannt, im Jahre 1921 durch Otto Loewi [38] als Überträgersubstanz des Vagusnerven im Froschherzen legte den Grundstein für die Theorie der chemischen synaptischen Transmission [14].

Von den Ursprungszellen des Sympathikus und des Vagus führen Verbindungsbahnen hinauf zum Hypothalamus und von dort weiter zur Großhirnrinde. Reize aus der Umwelt und Bewußtseinsänderungen können auf diesem Wege das Herz und andere Organe beeinflussen. Auch in Reflexbögen sind Herzsympathikus und -Parasympathikus eingeschaltet, in Abb. 3 verdeutlicht am Beispiel des Depressorreflexes, bei dem ein Druckanstieg im Aortenbogen eine Aktivitätszunahme im Vagus und eine Aktivitätsabnahme im Sympathikus zur Folge hat.

An dieser Stelle wäre zu bemerken, daß die Kenntnis der chemischen Vorgänge, die sich in den soeben aufgezeigten Abschnitten des Nervensystems bei dessen Tätigkeit abspielen, von kaum geringerer Relevanz für das Verständnis der nervalen Regulation des Herzens und auch im Hinblick auf Möglichkeiten ihrer gezielten Beeinflussung bei Regulationsstörungen ist als die Kenntnis dessen, was biochemisch am sympathisch oder parasympathisch gereizten Herzen geschieht. Beispielsweise liegen aufschlußreiche Ergebnisse zur Biochemie der synaptischen Transmission im sympathischen Ganglion vor [21]. Aber das gehört traditionell zum Arbeitsgebiet der Neurobiologen, speziell der Neurochemiker. Einer Arbeitsteilung zwischen Neurochemikern und Herzforschern folgend werde ich als Vertreter einer kardiologischen Forschungseinrichtung mich im Anschluß an den allgemeinen Teil des Vortages auf eine Erörterung dessen beschränken, was am Herzmuskel selber untersucht worden ist.

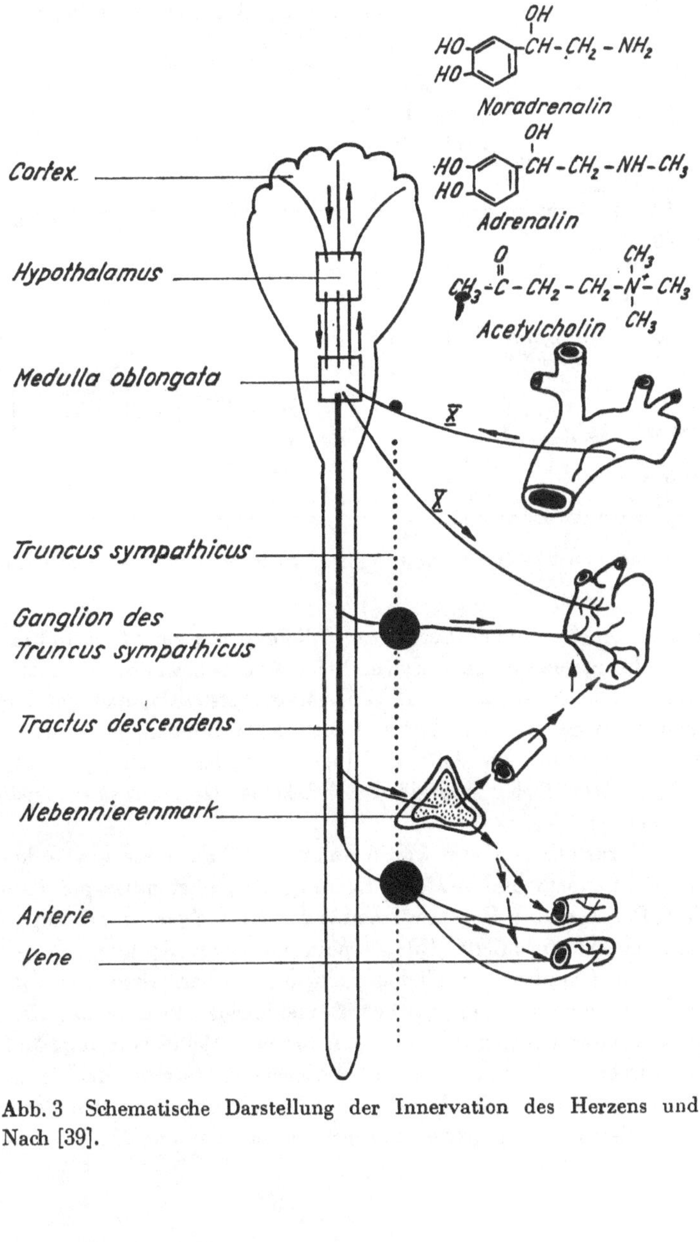

Abb. 3 Schematische Darstellung der Innervation des Herzens und der Blutgefäße. Nach [39].

2. Zelluläre Wirkung von Hormonen und Neurotransmittoren

Wir steigen nun wieder auf die zelluläre Ebene hinab zwecks Betrachtung der allgemeinen Wirkungsweise von Hormonen und Neurotransmittoren am Erfolgsorgan. Hier lassen sich diese natürlichen Wirkstoffe in zwei Gruppen unterteilen, und zwar je nach der zellulären Lokalisation der sie erwartenden spezifischen Rezeptoren (Abb. 4). Rechts in der Abbildung ist der Rezeptor im Innern der

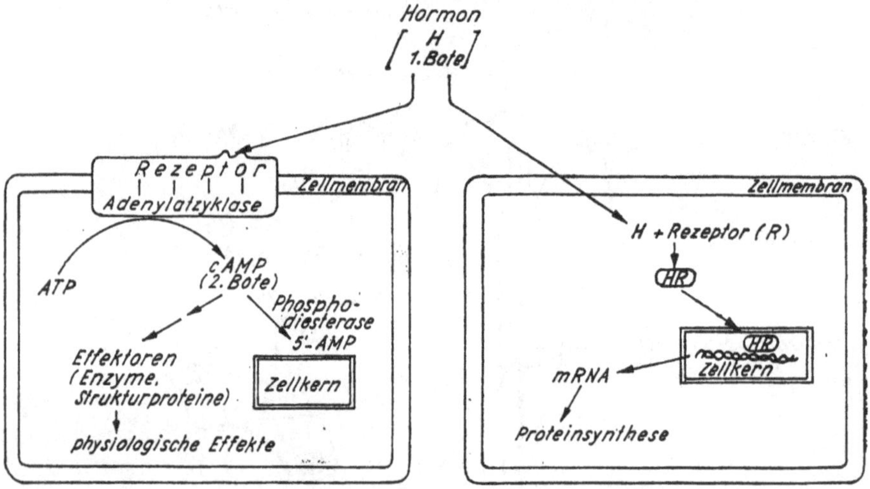

Abb. 4 Wirkungsweisen von Hormonen und Neurotransmittoren auf die Zellen der Erfolgsorgane.

Zelle, im Zytoplasma, gelegen; links ist er an der Zelloberfläche verankert und mit seinem eigentlichen Rezeptorareal dem Extrazellulärraum zugewandt. In beiden Fällen ist der Rezeptor so konstruiert und von solcher Plastizität, daß das ihm zugedachte Hormon (oder der sonstige Wirkstoff) sich in ihn hineinfügen kann wie etwa ein Schlüssel in ein Schloß und daß das Öffnen des Schlosses eine Reaktionskette auslöst, die sich letztendlich als spezifischer Effekt des Hormons oder sonstigen Wirkstoffs manifestiert.

Die Existenz von Wirkstoffrezeptoren wurde Anfang des Jahrhunderts von dem britischen Physiologen Langley und von dem Begründer der Chemotherapie, Paul Ehrlich, postuliert. Der Ausdruck Rezeptor stammt von Paul Ehrlich, der ihn gemäß seinem berühmten Diktum prägte [15] „Corpora non agunt nisi fixata" – ein Ausspruch, der zu einem Hauptsatz der Endokrinologie und Pharmakologie wurde. Aber jahrzehntelang erschien der Rezeptorbegriff vielen wie etwas Nebelhaftes, wie eine Vision der Pharmakologen. Heute liegen für eine Reihe von Wirkstoffrezeptoren konkrete Daten vor. Die uns hier interessierenden Hormon- und Transmittorrezeptoren sind, soweit es sich überschauen läßt, Eiweißkörper, von denen einige sogar bereits isoliert und näher charakterisiert werden konnten [27].

Um auf Abb. 4 zurückzukommen: Die Darstellung der rechten Seite gilt vor allem für solche Hormone wie die Steroide der Nebennierenrinde und der Keimdrüsen, die auf Grund ihres lipophilen Charakters die Phospholipiddoppelschicht der Zelloberflächenmembran durchdringen können und erst im Zytoplasma auf ihren spezifischen Rezeptor stoßen, mit dem sie dann einen aktivierten Komplex bilden, der durch die Membran des Zellkerns hindurchwandert, sich im Kern an bestimmte Regionen des Chromatins anlagert und dort die Bildung von ausgewählten Boten-Ribonukleinsäuren (messenger RNA, mRNA) anregt, die dann im Zytoplasma für die Synthese bestimmter Eiweiße sorgen. Auch die Schilddrüsenhormone, Trijothyronin und Tyroxin, welche den Herzstoffwechsel und die Herzfunktion nachhaltig beeinflussen und deren Rezeptor im Zellkern vorgefunden wurde, können mit gewisser Einschränkung dieser Gruppe zugeordnet werden.

Die Mitglieder der anderen und erheblich größeren Gruppe von Hormonen und Transmittoren — zu ihnen gehören die biogenen Amine, unter ihnen die Katecholamine Noradrenalin und Adrenalin sowie die Peptid- und Eiweißhormone, wie sie beispielsweise in Abb. 1 aufgeführt sind, wirken auf die links in Abb. 4 dargestellte Weise. Der jeweilige zelluläre Rezeptor für diese Stoffe befindet sich, wie vorhin erwähnt, an der Zelloberfläche. Seine Besetzung mit Hormon oder Transmittor führt in den hier symbolisierten Fällen zur Stimulierung eines Enzyms, das gleichfalls zellmembranständig ist, nämlich der Adenylatzyklase, deren aktives Zentrum dem Zellinnern zugewandt ist und die so heißt, weil sie aus Adenosintriphosphat (ATP) in Anwesenheit von Mg^{2+} und unter Abspaltung von Pyrophosphat das zyklische Adenosin-3′,5′-monophosphat bildet, abgekürzt zyklisches oder Zyklo-AMP oder einfach cAMP. Das Zyklo-AMP kann auf eine noch vorzustellende Weise diverse physiologische Effekte auslösen, die für das betreffende, die Zyklo-AMP-Synthese im Erfolgsorgan fördernde Hormon (oder für die betreffende nervale Überträgersubstanz) kennzeichnend sind. Das cAMP ist somit der intrazelluläre Träger der Botschaft, die vom Hormon bzw. Neurotransmittor von außen an die Zellen des Erfolgsorgans herangetragen wird. SUTHERLAND, der Entdecker des zyklischen AMP, bezeichnet es dementsprechend in seiner 2-Botentheorie der Hormonwirkung [53] als den zweiten Boten; der erste Bote ist das Hormon selbst.

Abb. 5 zeigt die Strukturformel des zyklischen AMP, das sich zusammensetzt aus den Bausteinen Adenin, Ribose und Phosphorsäure und das zyklisch genannt wird, weil sein Phosphorsäurerest mit dem Riboserest zu einem ringförmigen Phosphorsäurediester zusammengeschlossen ist. Auf Grund seiner Geschichte, seines ubiquitären Vorkommens im Tierreich und seines breiten Wirkungsspektrums ist das Zyklo-AMP als der klassische zweite Bote anzusprechen. Ein anderes natürlich vorkommendes und analog dem Zyklo-AMP aufgebautes zyklisches Nukleotid ist das zyklische GMP (zyklisches Guanosin-3′,5′-monophosphat) (Abb. 5), das am Enzym Guanylatzyklase aus GTP (Guanosintriphosphat) gebildet wird. Ihm wird die Rolle eines zweiten Boten bei der Vermittlung von Wirkungen des Azetylcholins zugeschrieben, wie zuerst aus Untersuchungen am Herzen hervorging [20].

Auch dem unter Einwirkung von Hormonen und Neurotransmittoren von außen in die Zellen von Erfolgsorganen einströmenden oder aus intrazellulären Speicherorten freigesetzten Kalziumion wird in zunehmendem Maße die Funktion eines zweiten Boten bei der hormonellen und neurohumoralen Informationsübermittelung zuerkannt [46]; es kann aber auch als dritter Bote dem Zyklo-AMP in der zellulären Effektuierungskette nachgeschaltet sein (siehe Abschnitt 7).

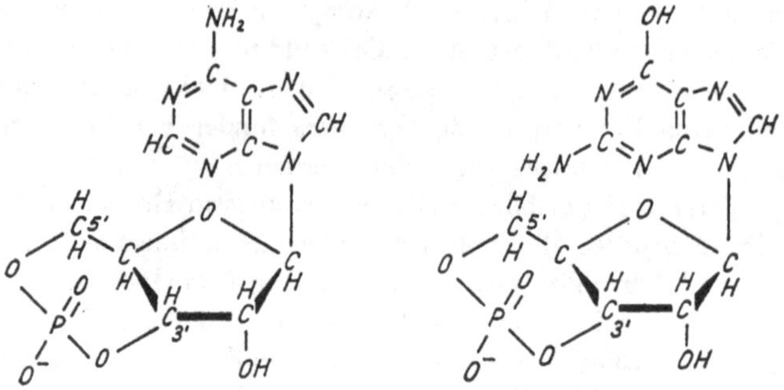

Adenosin-3′,5′-monophosphat (Zyklo-AMP) *Guanosin-3′,5′-monophosphat (Zyklo-GMP)*

Abb. 5 Strukturformel. des Zyklo-AMP und Zyklo-GMP.

Der Gehalt der Gewebe an Zyklo-AMP ist sehr niedrig, etwa 4 Größenordnungen niedriger als der des ATP, im Herzen etwas unter $^1/_2$ nMol/g, das sind etwas weniger als $^1/_{10000}$ mg pro g Herz. Der Gehalt an Zyklo-GMP ist noch niedriger. An der Adenylatzyklase bzw. Guanylatzyklase gebildet, werden diese Zyklonukleotide durch eine andere Enzymgruppe, die Zyklonukleotid-Phosphodiesterasen, welche die vom Phosphorsäurerest mitgebildeten Ringe am 3′-Kohlenstoff aufbrechen, abgebaut und inaktiviert. Phosphodiesterasehemmer wie Coffein und Theophyllin verhindern diesen Abbau, worauf ihre physiologische Wirkung teilweise zurückzuführen ist.

Zu Abb. 4 ist noch hinzuzufügen, daß die auf der rechten Seite dargestellte Hormonwirkung relativ langsam zum Vorschein kommt, mit Latenzzeiten von etwa 1 Stunde bis zu einem Tag oder noch länger. Die links dargestellte Wirkung kommt schnell zustande, in einer oder nur wenigen Sekunden. Es bestehen Wechselbeziehungen zwischen den zwei Gruppen. So können Steroidhormone die Synthese von Eiweißkörpern anregen, die am Zustandekommen der links in Abb. 4 dargestellten Wirkungen beteiligt sind [21], und umgekehrt sind Fälle bekannt, wo durch Zyklo-AMP die Synthese von Ribonukleinsäuren und Proteinen beeinflußt wird [43, 62].

3. Akute Kontrolle des Herzens durch das autonome Nervensystem und Nebennierenmark

Für die nervale und hormonelle Regulation des Herzens ausschlaggebend und für seine akute, von Herzschlag zu Herzschlag erfolgende Steuerung vorrangig zuständig sind zwei der linken Gruppe in Abb. 4 angehörende Verbindungen, nämlich die beiden schon mehrmals genannten Katecholamine Noradrenalin und Adrenalin, erstere als Überträgersubstanz der postganglionären Fasern des Herzsympathikus und letztere als das hauptsächliche Nebennierenmarkhormon, sowie das Azetylcholin als Überträgersubstanz der im Herzen endigenden Parasympathikusfasern, das gleichfalls der linken Gruppe zugeschlagen werden kann, sofern wir das hier aufgeführte Zyklo-AMP durch Zyklo-GMP ersetzen. Die beiden Katecholamine und das Azetylcholin sind wohl mit Abstand die wichtigsten von außen auf die Zelle einwirkenden chemischen Regulatoren des Herzens, und es kommt ihnen, vor allem den Katecholaminen, auch pathophysiologische Bedeutung bei verschiedenen Störungen der Herztätigkeit zu. Ich werde mich im folgenden auf Mechanismen der Regulation des Herzschlags durch diese Stoffe, d. h. auf die adrenerge und cholinerge Herzregulation, konzentrieren, wobei bei dem derzeitigen Stand der Kenntnisse weit mehr über die Katecholamine als über das Azetylcholin gesagt werden kann.

Sowohl für Noradrenalin und Adrenalin als Gruppe als auch für Azetylcholin existieren im Körper jeweils 2 Haupttypen von Rezeptoren. Für Adrenalin und Noradrenalin sind es der α-adrenerge und β-adrenerge Rezeptor, die sich hinsichtlich der Rangfolge ihrer Ansprechbarkeit auf verschiedene adrenerge Agonisten und ihrer Hemmbarkeit durch verschiedene Typen von Antagonisten kraß voneinander unterscheiden [2]. Nach ähnlichen Kriterien lassen sich sowohl die α- als auch die β-Rezeptoren in je 2 Gruppen untergliederen, α_1 und α_2, und β_1 und β_2 [36]. Der im Herzen — insbesonder im Herzen der erwachsenen Warmblüter — vorherrschende und für die adrenerge Regulation des Organs ausschlaggebende Rezeptorhaupttyp ist der β-adrenerge Rezeptor. Er liegt an der Oberflächenmembran der Herzmuskelzellen, dem Sarkolemm, als der β_1-Untertyp vor, der Noradrenalin und Adrenalin mit etwa der gleichen Affinität bindet und der, ebenso wie der β_2-Rezeptor, mit der Adenylatzyklase positiv, d. h. auf eine das Enzym stimulierende Weise, gekoppelt ist. Der α-adrenerge Rezeptor, von dem nur einer der Untertypen, der α_2-Rezeptor, mit der Adenylatzyklase gekoppelt ist, und zwar negativ, besitzt vor allem insofern eine Bedeutung für die adrenerge Herzregulation, als er präsynaptisch an den adrenergen Nervenendigungen sitzt und seine Besetzung mit freigesetztem Noradrenalin, freigesetzt durch Nervenimpulse, rückkoppelnd einer weiteren Freisetzung dieses Neurotransmittors entgegentritt.

Ein therapeutisch wie auch experimentell viel verwendeter synthetischer Abkömmling des Noradrenalins, das Isopropylnoradrenalin, als Isoproterenol oder Isoprenalin bekannt, bindet sich faktisch nur an die β-Rezeptoren.

Der im Herzen ausschließlich vorgefundene Typ des cholinergen Rezeptors ist der muskarinisch-cholinerge Rezeptor, so benannt, weil er auch durch Muskarin, ein Gift des Fliegenpilzes, aktivierbar ist. Dieser Rezeptor ist auf bisher noch unbekannte Weise mit der Guanylatzyklase gekoppelt, dem Enzym, das die Bildung von Zyklo-GMP aus GTP katalysiert. Er ist in den Vorhöfen des Herzens stärker vertreten als in den Kammern, entsprechend der dichteren cholinergen Innervation der Vorhöfe [17].

4. Das β-Adrenorezeptor — Adenylatzyklase — Zyklo-AMP — Proteinkinase-System

Die immer wieder in den verschiedensten Organen und Zellen (u. a. auch im Herzen) vorgefundene Kopplung des β-Rezeptors mit der Adenylatzyklase führte anfänglich zur Formulierung eines Modells, in dem β-Rezeptor und Adenylatzyklase zwei Untereinheiten eines komplexeren Eiweißmoleküls darstellten [50]. Diese Ansicht ist gründlich revidiert worden. β-Rezeptoren und Adenylatzyklase sind inzwischen mittels Affinitätschromatographie voneinander getrennt worden [59], isolierte β-Rezeptoren sind in Zellmembranen β-rezeptorfreier Zellen implantiert worden, deren Adenylatzyklase damit die Fähigkeit zur Stimulierung durch Katecholamine erwarb [16], und weiterhin ist eine Mutante einer Lymphom-Zellinie gezüchtet worden, die sowohl mit β-Rezeptor als auch mit Adenylatzyklase ausgestattet ist, bei der aber die beiden nicht miteinander gekoppelt sind [22], was auf die Existenz eines Kopplungsfaktors hinwies, der dann vor 2 Jahren als ein Guanosintri- und -diphosphat bindendes Protein mit einem Molekulargewicht von 42 000 charakterisiert werden konnte [45].

Die aus diesen Befunden hervorgegangene Vorstellung vom katecholamin-stimulierbaren Adenylatzyklasesystem, verallgemeinert für hormon-stimulierbare Adenylatzyklasesysteme insgesamt, sieht wie folgt aus (Abb. 6):

Im inaktiben oder Basalzustand der Adenylatzyklase (die Zyklase hier als C bezeichnet) haftet das mit Guanosindiphosphat (GDP) besetzte Kopplungs- oder Regulatorprotein, kurz G-Protein benannt, am Rezeptor R. Bindung des Hormons H an den Rezeptor R lockert den Rezeptor — G-Protein — GDP-Komplex zunächst in dem Sinne auf, daß das nicht mehr so fest gebundene GDP durch Guanosintriphosphat (GTP) aus der Umgebung ersetzt wird. Hormon und G-Protein lösen sich nunmehr vom Rezeptor, und das jetzt mit GTP beladene G-Protein lagert sich an C (die Adenylatzyklase) an, wodurch diese in den aktiven Zustand übertritt. Das G-Protein besitzt auch die enzymatische Eigenschaft einer Guanosintriphosphatase (GTPase), das heißt es katalysiert die Spaltung von GTP zu GDP und anorganischem Phosphat. Wenn das geschehen ist, löst sich das jetzt wieder mit GDP beladene G-Eiweiß von der Zyklase und kehrt zum Rezeptor zurück, womit der Basalzustand wiederhergestellt ist.

Wenn die GTPase-Aktivität des G-Proteins unterdrückt wird, was unter der Einwirkung von Choleratoxin im Beisein von Nicotinamiddinucleotid (NAD) mit-

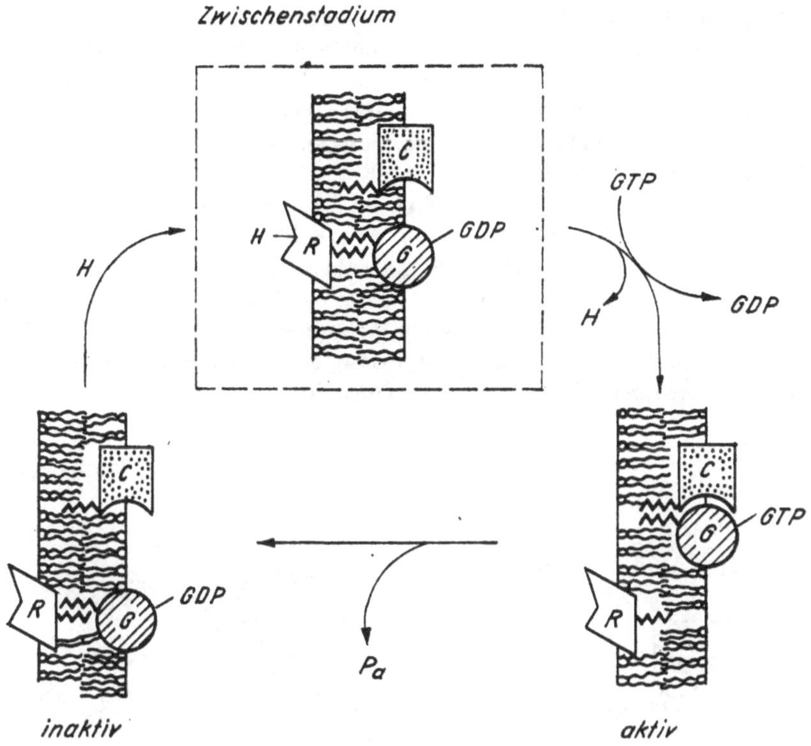

Abb. 6 Schema der hormonellen Aktivierung der Adenylatzyklase. Nach [4].
R: Rezeptor, an der Außenfläche der Zellmembran gelegen; G: Kopplungsprotein und C: Adenylatzyklase, beide an der Innenfläche der Zellmembran; H: Hormon oder Neurotransmittor; P_a: anorganisches Phosphat.

tels Adenosindiphosphatribosylierung des G-Proteins geschieht, kann die aktivierte Adenylatzyklase nicht in den Ruhezustand zurückkehren und bleibt permanent aktiviert [9]. Wenn das, wie bei Choleraerkrankung, in der Wand des Dünndarms geschieht, wird unter dem Einfluß des stetig gebildeten Zyklo-AMP der Transport von Elektrolyten und mit ihnen von Wasser in den Dünndarm hinein langzeitig angeregt, und es kommt zur massiven Diarrhoe. Auch in anderen Organen und Geweben fixiert Choleratoxin die hormonstimulierbare Adenylatzyklase im aktivierten Zustand und kann damit Wirkungen von Hormonen potenzieren und verlängern oder sie imitieren, zum Beispiel am Herzmuskel die fördernde Wirkung von Katecholaminen auf die Kontraktionskraft [25]. Begreiflicherweise hat man aber davon Abstand genommen, Choleratoxin als herzstärkendes Mittel an Patienten mit Herzschwäche zu verabreichen.

Zu den Modell in Abb. 6 kann man fragen: Können sich Moleküle von der Größe des G-Proteins in der Zellmembran so bewegen, wie das dort gezeigt ist?

Die Antwort ist: Ja. Die Zellmembran ist kein starres Gebilde. Die Doppelschicht der Membranphospholipide, hier dargestellt mit den hydrophoben Fettsäureketten im inneren Teil der Membran und den polaren hydrophilen rundlichen Molekülenden den wässrigen Phasen zu beiden Seiten der Membran zugewandt, befindet sich bei Körpertemperatur in einem flüssig-kristallinen Zustand und läßt seitliche Wanderungen der in sie eingebetteten Eiweißkörper zu.

Kommen wir zum nächsten Punkt: Was tut das an der Adenylatzyklase gebildete Zyklo-AMP? Die Antwort: Dieses Nukleotid aktiviert eine bestimmte Klasse von Proteinkinasen, die als zyklo-AMP-abhängige Proteinkinasen bezeichnet werden. Proteinkinasen sind Enzyme, welche die Übertragung der endständigen Phosphatgruppe des ATP auf Eiweiße katalysieren. Die hierbei unter Bildung von Phosphorsäureestern phosphorylierten Aminosäurereste der Polypeptidketten sind vorwiegend das Serin und das Threonin.

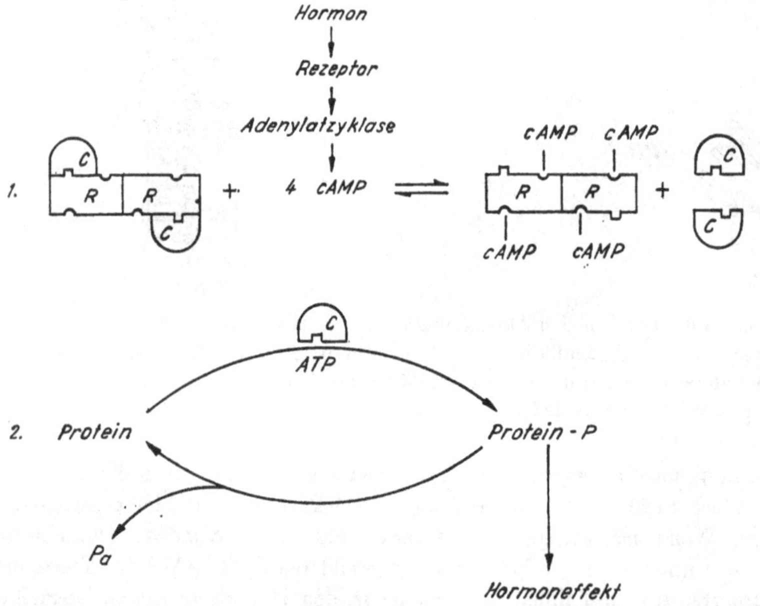

Abb. 7 Aktivierung der cAMP-abhängigen Proteinkinase und dadurch bewirkte (reversible) Eiweißphosphorylierung. C: katalytische Untereinheit; R: regulatorische Untereinheit; P_a: anorganisches Phosphat.

Wie erfolgt die Aktivierung? Wie der obere Teil von Abb. 7 zeigt, sind die cAMP-abhängigen Proteinkinasen tetramere Eiweiße, zusammengesetzt aus je zwei Paaren von Untereinheiten, nämlich den katalytischen Untereinheiten C, die die phosphattransferierende Funktion des Enzyms ausüben, und den regulatorischen Untereinheiten R, welche die katalytischen Untereinheiten an der Ausübung ihrer

Funktion hindern [12]. Die regulatorischen Untereinheiten haben eine hohe Affinität für cAMP; die Dissoziationskonstante des Komplexes mit dem Nukleotid beträgt ca. 3×10^{-7} m. Sie sind der Angriffspunkt, der physiologische Rezeptor des Zyklo-AMP. Wenn unter Hormon- oder Neurotransmittoreinfluß cAMP in der Zelle gebildet wird, heftet es sich an die regulatorischen Untereinheiten R an und bewirkt, daß diese sich von den katalytischen Untereinheiten C ablösen, gemäß der Gleichung

$$R_2C_2 + 4\,\text{cAMP} \rightleftharpoons R_2(\text{cAMP})_4 + 2\,\text{C}.$$

Die freigewordenen katalytischen Untereinheiten können nunmehr ihre Phosphatüberträgerfunktion ausüben (Abb. 7, unterer Teil).

Die Proteinphosphorylierung, die eine kovalente Modifikation von Eiweiß darstellt, ist insofern reversibel, als durch ein anderes Enzym, die Proteinphosphatase, das in das Eiweiß inkorporierte Phosphat wieder abgespalten werden kann (Abb. 7, unterer Teil).

Die durch Phosphorylierung hervorgerufenen Veränderungen der Eigenschaften der Eiweißsubstrate der Proteinkinasen treten, wie bereits in Abb. 4 angedeutet, physiologisch als Erhöhung oder Erniedrigung der Enzymaktivität, Veränderung der Membranpermeabilität oder als anderer typischer Hormon- oder Transmittoreffekt in Erscheinung.

5. Die Katecholamin — Phosphorylase-Kaskade im Herzmuskel

Aktivierung von zyklo-AMP-abhängigen Proteinkinasen und die daraus resultierende Phosphorylierung von Eiweißen ist die einzige bisher experimentell belegten Wirkungsweise des Zyklo-AMP in Zellen von Eukaryonten. Sie ist an den verschiedensten Spezien und Zelltypen nachgewiesen worden [21]. Entdeckt wurde diese Wirkung des Zyklo-AMP 1968 bei der Analyse der durch Adrenalin verursachten Stimulierung des Glykogenabbaus im Skelettmuskel [60]. Nachfolgende Untersuchungen am mit Adrenalin behandelten Herzmuskel ergaben das gleiche Bild [30]. Glykogen ist ein hochmolekulares Polymer der Glukose und stellt den quantitativ bedeutendsten Energiespeicher von Muskelgeweben dar. Sein Abbau über Glucose-1-Phosphat und den Glykolyseweg zu Pyruvat und Lactat ist mit der Synthese von ATP gekoppelt, der unmittelbare Energiequelle für Muskelarbeit und andere energieverzehrende biologische Prozesse. Der Abbau wird durch das Enzym Glykogenphosphorylase eingeleitet, das in einer nichtphosphorylierten, inaktiven und einer phosphorylierten, aktiven Form existieren kann [7].

In Abb. 8 sehen wir die mehrgliedrige Reaktionskette, über die das Adrenalin und auch Noradrenalin den Abbau des Glykogens im Herzmuskel ankurbeln. Diese Kette ist in Form einer Reaktionskaskade dargestellt, einem in der Biologie bekannten Hilfsmittel zur Verstärkung eines schwachen Eingangssignals, in diesem Falle ein Katecholamin. Mit „schwach“ ist gemeint, nur schwach, nur in Spuren am

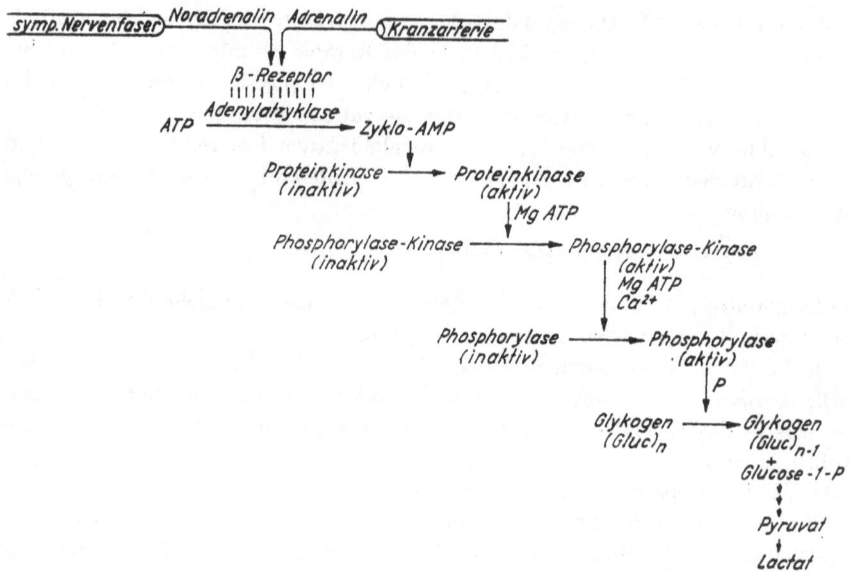

Abb. 8 Die Katecholamin — Phosphorylase-Kaskade im Herzmuskel. Nach [66].

Wirkort vertreten. Nach Besetzung des β-adrenergen Rezeptors mit einem der Katecholamine wird auf dem Wege der oben im einzelnen besprochenen Stimulierung der Adenylatzyklase und der cAMP-abhängigen Proteinkinase nun nicht etwa gleich die Phosphoylase phosphoryliert und aktiviert, sondern zunächst ein anderes Enzym, die Phosphorylasekinase, durch die dann erst die Phosphorylierung und Aktivierung der Phosphorylase erfolgt, mit anschließender Beschleunigung des Glykogenabbaus und der Glykolyse. Aus dem Umstand, daß durch jedes aktivierte Enzymmolekül einer Kaskadestufe viele Moleküle der nächsten Enzymstufe aktiviert werden — und die vorliegende Kaskade umfaßt 4 derartige enzymatische Stufen —, ergibt sich der erwähnte Verstärkereffekt, dessen Größe auf das 1-millionenfache veranschlagt worden ist [18].

Die soeben erwähnte Phosphorylasekinese ist natürlich auch eine Proteinkinase, denn ihr Substrat, die Phosphorylase, ist ein Protein. Bemerkenswert an der Phosphoylasekinase ist, daß sie zur Entfaltung ihrer Aktivität Ca^{2+}-Ionen benötigt, in einem niedrigen Konzentrationsbereich um 1 µmolar herum [6], so wie er sich für die in der Zellflüssigkeit des Herzmuskels gelösten Ca^{2+}-Ionen während des Kontraktionszyklus ergibt Ebenfalls bemerkenswert ist, daß die Ca^{2+}-bindende Untereinheit der aus 4 Untereinheiten bestehenden Phosphorylasekinase, die Delta-Untereinheit, indentisch ist mit Calmodulin, einem hitzebeständigen sauren Eiweiß mit einem Molekulargewicht von 17 000, von dem in letzter Zeit in der Biologie sehr viel die Rede ist und das als universeller biologischer Rezeptor für das Ca^{2+}-Ion angesehen wird. Das Calmodulin spielt bei einer ganzen Reihe von biologischen

Vorgängen eine Rolle, an denen Ca^{2+}-Ionen beteiligt sind [10]. Im Rahmen der heutigen Thematik wären außer der Phosphorylasekinaseaktivierung u. a. zu nennen die Aktivierung einer der Phosphodiesterasen, Aktivierung der Guanylatzyklase und die Freisetzung von Neutrotransmittoren aus ihren Speicherorten. Die doppelte Aktivierung der Phosphorylasekinase durch cAMP-abhängige Phosphorylierung einerseits und durch Ca bzw. Ca-Calmodulin andererseits ist eines von mehreren Beispielen des Zusammenwirkens von Zyklo-AMP und Ca^{2+}-Ionen bei der Zellregulation (siehe [46]).

Die Aktivierung des Phosphorylasesystems und die sich daraus ergebende Beschleunigung der Glykogenolyse ist der markanteste Effekt von Sympathikusreizung und von im Blut zirkulierenden Katecholaminen auf den Herzstoffwechsel. Sie kann durch selektive Blockade der β-Rezeptoren verhindert sowie durch elektrische Reizung des Parasympathikus und durch Gabe seines Überträgerstoffes Azetylcholin oder verwandtem Cholinester unterdrückt werden. Es spricht einiges dafür, daß diese antiadrenerge Wirkung des Azetylcholins durch Verhinderung des adrenerg induzierten Anstiegs des zellulären cAMP-Spiegels im Herzmuskel [8, 19] und der sich daraus ergebenden Aktivierung der cAMP-abhängigen Proteinkinase [31] zustande kommt. Dem unter Azetylcholin-Einfluß in der Zelle gebildeten Zyklo-GMP könnte hierbei eine Vermittlerrolle zukommen; doch steht der endgültige Beweis hierfür noch aus.

6. Adrenerge und cholinerge Regulation der Myokardfunktion

Wir kommen nun zur Erörterung biochemischer Mechanismen der adrenergen und cholinergen Regulation der Herz f u n k t i o n. Die prominentesten und schon rein subjektiv als Herzklopfen wahrnehmbaren funktionellen Wirkungen der adrenergen Katecholamine auf das Herz, durch Vagusreizung und Azetylcholin abschwächbar, sind die Vermehrung der Kontraktionskraft und die Erhöhung der Schlagfrequenz, in der Fachsprache die positiv inotrope bzw. positiv chronotrope Wirkung, die erstere bei Katecholamineinwirkung mit einer schnelleren Erschlaffung verbunden. Ich werde mich auf eine Analyse der Wirkungen auf den Kontraktions-Erschlaffungsvorgang beschränken, vor allem und ganz einfach aus dem Grunde, daß für biochemische Untersuchungen dieses Vorgangs, der eine Eigenschaft des Arbeitsmyokards, d. h. der großen Masse des Herzens, ist, reichliche Mengen an Gewebe zur Verfügung stehen, während die für Schlagfrequenz (in anderen Worten für die Automatie) des Herzens verantwortlichen Schrittmacherzellen nur spärlich vertreten, im Schrittmachergewebe verstreut gelegen und somit der biochemischen Untersuchung schwer zugängig sind. Ähnliches gilt für die Reizleitung.

Die Regulierbarkeit der Kontraktion jeder individuellen Herzmuskelzelle, wie sie durch die Katecholamine ermöglicht wird, ist ja vor allem auch deshalb von so großer physiologischer Bedeutung, weil bei jeder Systole normalerweise sämtliche Herzmuskelzellen kontrahieren und dem Herzen daher die Variierbarkeit seiner Kontraktionsstärke durch Variation der Zahl der in Aktion tretenden Muskelfasern, so wie das beim Skelettmuskel unter dem Einfluß des Zentralnervensystems der Fall ist, abgeht. Dafür fehlt jedoch dem Skelettmuskel die hohe Ansprechbarkeit auf Katecholamine und auf das unter ihrem Einfluß gebildete cAMP, jedenfalls was seine Kontraktilität anbetrifft (nicht die Phosphorylase und den Glykogenabbau; siehe oben). Abb. 9 zeigt einen Vergleich der kontraktilen Reaktion

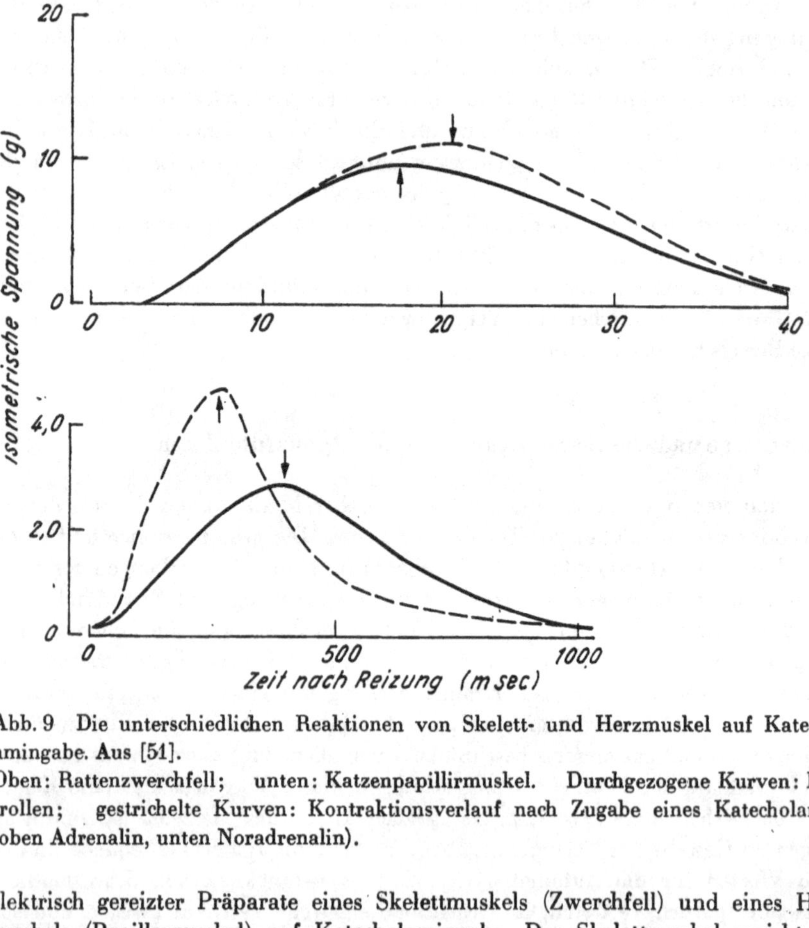

Abb. 9 Die unterschiedlichen Reaktionen von Skelett- und Herzmuskel auf Katecholamingabe. Aus [51].
Oben: Rattenzwerchfell; unten: Katzenpapillirmuskel. Durchgezogene Kurven: Kontrollen; gestrichelte Kurven: Kontraktionsverlauf nach Zugabe eines Katecholamins (oben Adrenalin, unten Noradrenalin).

elektrisch gereizter Präparate eines Skelettmuskels (Zwerchfell) und eines Herzmuskels (Papillarmuskel) auf Katecholamingabe. Der Skelettmuskel spricht nur ganz schwach an, während der Herzmuskel sehr deutlich reagiert, und zwar mit erhöhter Geschwindigkeit der Spannungsentwicklung und erhöhtem Spannungsmaximum (diese beiden Veränderungen stellen die inotrope Reaktion dar) sowie mit beschleunigtem Spannungsabfall. Letztere stellt die erschlaffungsfördernde, relaxierende Wirkung der Katecholamine dar. Durch diese wird die Dauer der Systole vermindert, was angesichts des pulsbeschleunigenden Effektes der Katecholamine sinnvoll ist, denn ohne Verkürzung der Systole wäre bei stark erhöhter Schlagfrequenz kaum Zeit mehr übrig für die Ruhe- und Erholungsphase des Herzzyklus, die Diastole. Man beachte die unterschiedlichen Zeitskalen. Die Kontraktionsdauer des Zwerchfells betrug 40 msec, die des Papillarmuskels über 500 msec.

Wie oben die Phosphorylaseaktivierung, so kann auch die in Abb. 9 dargestellte kontraktile Reaktion durch β-Rezeptorenblocker verhindert und durch Azetylcholin abgeschwächt oder aufgehoben werden. Azetylcholin, das im Herzen die Zyklo-GMP-Synthese anregt, kann hierbei durch Dibutyryl-Zyklo-GMP, einem lipophilen, die Zellmembranbarriere überwindenden Abkömmling des Zyklo-GMP, ersetzt werden, was für eine Einschaltung von Zyklo-GMP in die antiadenerge Wirkung des Azetylcholins auf die Herzkontraktilität spricht [61]. Analog lassen sich die Katecholamineffekte auf die myokardialen Kontraktionsparameter durch den lipophilen Dibutyrylabkömmling des Zyklo-AMP reproduzieren und außerdem durch Hemmstoffe der Phosphodiesterase, also des cAMP-Abbaus, verstärken (siehe [54, 66]). Beides spricht für eine Mediatorfunktion des cAMP beim Zustandekommen der kontraktilen Reaktion des Herzmuskels auf adrenerge Katecholamine — eine Reaktion, die, wie soeben erwähnt, durch Azetylcholin so wie durch Dibutyryl-Zyklo-GMP eindämmbar ist. Es sieht so aus, als ob im Herzen der adrenerge-cholinerge oder, wenn man will, sympathisch-parasympathische Antagonismus auf der Ebene der beiden Zyklonukleotide, des Zyklo-AMP und des Zyklo-GMP, seine Fortsetzung findet.

7. Modulation der Rolle des Kalziums im myokardialen Kontraktions-Erschlaffungszyklus durch Proteinphosphorylierung

Es stellt sich nunmehr die Frage: Welche besonderen molekularen Veränderungen liegen den Wirkungen der adrenergen Katecholamine auf die kontraktile Funktion des Herzens zugrunde?

Anfänglich in der Geschichte des Zyklo-AMP würde noch die Meinung vertreten, daß die durch den β-adrenergen Rezeptor und das Zyklo-AMP vermittelte Aktivierung des Herz-Phosphorylase-Systems und nachfolgende Beschleunigung des Glykogenabbaus und der Glykolyse die Ursache für die kontraktilitätssteigernde Wirkung der Katecholamine auf das Herz sein könnte [24]; die erschlaffungsfördernde Wirkung war damals noch nicht klar erkannt. Spätere Untersuchungen lieferten jedoch eindeutige Argumente gegen diese Auffassung (Übersicht bei [66]). So geht zum Beispiel nach Zugabe von Adrenalin zum isolierten durchströmten Herzpräparat die Erhöhung der Kontraktionskraft — und auch die Verkürzung der Systole — der Aktivierung der Phosphorylase zeitlich voraus, während der Anstieg des Zyklo-AMP eher noch früher erfolgt. Die Aktivierung der Phosphorylase ist demnach keine Vorraussetzung für den positiv inotropen Effekt des Katecholamins, wenn auch die hierdurch eingeleitete vermehrte Energieanlieferung der Unterstützung der unter adrenergem Einfluß verstärkten kontraktilen Tätigkeit dienlich sein mag.

Wir müssen uns also zwecks Beantwortung der vorhin gestellten Fragen nach anderen Effektorensystemen der Herzmuskelzelle umsehen, naheliegenderweise nach solchen; die unmittelbar am Kontraktionsvorgang und seiner Auslösung und Beendigung beteiligt sind. Dabei stoßen wir sogleich auf das Ca^{2+}-Ion als dem eigentlichen Aktivator der Muskelkontraktion. Die Konzentration freier Ca^{2+}-Ionen im Zellsaft des Herzmuskels wird durch Ca^{2+}-Pumpen und andere Ca^{2+}-Transportsysteme extrem niedrig gehalten, im Erschlaffungszustand bei 10^{-7} m. Die Ca^{2+}-Ionenkonzentration in der extrazellulären Flüssigkeit beträgt etwa 2×10^{-3} m, ist also 20 000 mal so hoch. Wenn im Zuge der Ausbreitung der jedem Herzschlag vorausgehenden Erregungswelle im Herzen Na^{+}-Ionen schlagartig in die Herzmuskelzellen eindringen und das Ruhepotential an der Zelloberflächenmembran, dem Sarkolemm, das ein Kalium-Diffusionspotential ist, zusammenbricht und es zur Depolarisation kommt, öffnen sich im Sarkolemm Kanäle, die durchlässig für Ca^{2+}-Ionen sind, und diese Ionen strömen dann entsprechend ihrem Konzentrationsgefälle von außen in die Zellen hinein. Verglichen mit dem lawinenartigen und nur etwa 2 msec währenden Einstrom der Na^{+}-Ionen geht der Ca^{2+}-Ionen-Einstrom langsam vor sich und zieht sich bis zu 200 oder 300 msec hin. Die Elektrophysiologen sprechen daher bei der Analyse des vom Na^{+}-Ionen-Einstrom ausgelösten Aktionspotentials des Herzmuskels vom langsamen Ca^{2+}-Kanal oder einfach langsamen Kanal des Sarkolemms und vom langsamen Einwärtsstrom. Dieser ist eine für den Herzmuskel typische, im Skelettmuskel nicht vorkommende Erscheinung, die zur Ausprägung eines langgestreckten Plateaus im Aktionspotential beiträgt. Abb. 10 zeigt am Papillarmuskel eines Hundeherzens den steilen Aufstrich der Aktionspotentialkurve, d. h. die rasche, durch den Na-Einstrom bedingte Depolarisation, der sich nach einer kurzen und nur sehr unvollständigen Repolarisation die durch den langsamen Ca-Einstrom mitbedingte Plateauphase anschließt. Der Ca-Einstrom setzt ein, d. h. die langsamen Ca-Kanäle beginnen sich zu öffnen, wenn das Membranpotential, dessen Ruhewert bei -90 mV liegt, etwa -40 mV erreicht hat.

Der Ca-Einstrom kann durch adrenerge Katecholamine enorm verstärkt [47] und durch Azetylcholin sowie lipophile Derivate des Zyklo-GMP [34, 42] wieder abgeschwächt werden. Das ist sowohl radiochemisch mit Hilfe von ^{45}Ca als auch elektrophysiologisch demonstriert worden, wie beispielsweise für ein Katecholamin an Hand der oberen Kurve in Abb. 10, die die Erhöhung des Aktionspotential-Plateaus unter dem Einfluß des β-Agonisten Isoproterenol zeigt. Eine Verstärkung des Ca-Einstroms läßt sich auch unter Umgehung der β-Rezeptoren durch Behandlung mit Dibutyryl-Zyklo-AMP erzielen [40, 58], was als Hinweis auf eine Beteiligung von Zyklo-AMP an der Wirkung β-adrenerger Agonisten auf den langsamen Ca-Einstrom gelten darf. Eine genauere Analyse dieser Wirkung hat er-

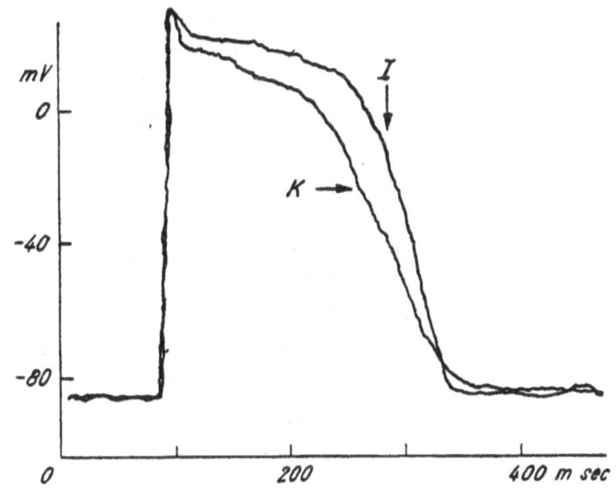

Abb. 10 Aktionspotential einer Faser des Papillarmuskels eines Hundeherzens. Aus [41].
C: Kontrolle; I: Nach Zugabe von 10^{-6} m Isoproterenol.

geben, daß sie in einer Erhöhung der Zahl der funktionellen langsamen Ca-Kanäle, also in einer Inbetriebnahme bislang stilliegender Kanäle, besteht [49]. Von namhaften Elektrophysiologen sind Modelle des myokardialen langsamen Ca-Kanals vorgestellt worden (siehe z. B. Abb. 11), denen zufolge sich eines der Kanalschleu-

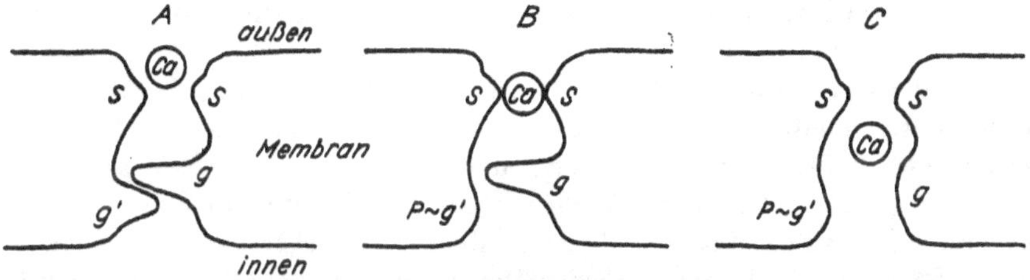

Abb. 11 Hypothetisches Schema der Regulation des langsamen Ca-Kanals im Herzmuskel. Aus [48].
S: Das die Ca-Selektivität des Kanals bestimmende Filter; g': phosporylierungsabhängiger Torflügel; g: spannungsabhängiger Torflügel.

sentore bzw. einer der Torflügel, nahe dem Ausgang des Kanals an der Innenfläche des Sarkolemms gelegen (g' in Abb. 11), nur dann öffnet — der andere Torflügel (g) öffnet sich als Folge der Depolarisation —, wenn ein am Kanalausgang situiertes Eiweiß durch Aktivierung einer cAMP-abhängigen Proteinkinase phosphoryliert ist (P—g'). Es war unsere Berlin-Bucher Gruppe [35], die erstmals mit konkreten Anhaltspunkten für die Existenz eines solchen Enzyms mitsamt Substrat im Sarkolemm des Herzmuskels aufwarten konnte. Später wurde in Buch aus Tauben- und Hundemyokard ein durch Proteinkinase phosphorylierbares sarkolemmständiges Eiweiß identifiziert und teilweise charakterisiert [64], welches vielleicht das den Ca-Kanal regulierende hypothetische sarkolemmale Phosphoprotein der Elektrophysiologen verkörpern könnte. Die Arbeiten hierzu sind noch im Gang.

Wie aktivieren nun die während der Depolarisation in die Herzmuskelzelle eingeströmten Ca^{2+}-Ionen den kontraktilen Apparat der Zelle? Dieser Apparat besteht im wesentlichen aus den beiden fadenförmigen, parallel zur Längsachse der Herzmuskelfasern dicht beieinander liegenden Eiweißkörpern Aktin und Myosin. Das Aneinander-Vorbeigleiten dieser 2 Proteine stellt die molekulare Grundlage des Kontraktionsvorgangs dar. Die Gleitbewegung kommt dadurch zustande, daß sich das Myosin mit brückenartigen seitlichen Fortsätzen an das Aktin anklammert und es an sich vorbeizieht. Die hierfür benötigte Energie wird durch Spaltung von ATP an der Aktomyosin-ATPase geliefert. Im Ruhezustand des Herzmuskels, das gilt auch für den Skelettmuskel, ist der Kontakt zwischen den Myosinbrücken und dem Aktin durch 2 am Aktin sitzende Proteine, dem Tropomyosin und Troponin, behindert. Das Troponin besteht aus 3 Untereinheiten; eine davon, Troponin-C, hat frappante Ähnlichkeit mit dem Calmodulin und bindet wie Calmodulin Ca^{2+}-Ionen mit hoher Affinität. Wenn sich während und im Gefolge der Erregung die Ca^{2+}-Ionen-Konzentration im Innern der Myokardzelle erhöht, werden die Ca^{2+}-Ionen vom Troponin-C requiriert, was eine solche Veränderung der Lage des Tropomyosin-Troponin-Komplexes zur Folge hat, daß dem Brückenschlag des Myosins zum Aktin kein Hindernis mehr im Wege steht und die Kontraktion ihren Lauf nehmen kann. Wird das Ca dem Troponin wieder entzogen, kehrt der Muskel zum erschlafften, zum Ruhezustand zurück.

Ein wichtiger quantitativer Aspekt dieser Angelegenheit ist zu beachten: Je schneller und je zahlreicher Ca-Ionen dem Troponin während und im Gefolge der Erregung zur Verfügung gestellt werden, desto rascher und in desto größerem Umfang erfolgt die Interaktion zwischen Myosin und Aktin und desto größer sind dann die Geschwindigkeit und das Ausmaß der Verkürzung oder der entwickelten Spannung der Herzmuskelfaser. Das ist die Grundlage der positiv inotropen Wirkung adrenerger Katecholamine auf den Herzmuskel, wie sie in Abb. 9 zu sehen war.

Ein anderer, in diesem Zusammenhang interessierender Aspekt ist die Tatsache, daß eine der Troponin-Untereinheiten, das Troponin-I (I symbolisiert Inhibition der Aktin-Myosin-Interaktion), durch zyklo-AMP-abhängige Proteinkinase phosphorylierbar ist. Das Troponin-System wird nach Phosphorylierung weniger empfindlich gegenüber Ca-Ionen, was einer größeren Erschlaffungsbereitschaft gleichkommt [29, 52]. Dieser Mechanismus trägt vermutlich zur erschlaffungsfördernden Wirkung der sich des Zyklo-AMP als zweiten Boten bedienenden adrenergen Katecholamine bei (siehe Abb. 13).

Ein dritter, die Ca-Ionen angehender Aspekt betrifft solche Spezien (einschließlich des Menschen und der meisten anderen Warmblüter), deren Herzmuskelzellen relativ dick sind und daher ein relativ kleines Verhältnis von Zelloberfläche zu Zellvolumen aufweisen. In diesen Zellen reicht die Menge der während der Erregung von außen durch die Oberflächenmembran einströmenden Kalziumionen bei weitem nicht aus, um das Troponin-System mit Kalzium zu sättigen. Eine besondere zelluläre Struktur mit Ca-speichernder und Ca-freisetzender Funktion, das sarkoplasmatische Retikulum, ist dort in den Vorgang der Erregungs-Kontraktionskopplung (elektromechanische Kopplung) eingeschaltet. Das sarkoplasmatische Retikulum (SR) ist ein röhrenförmiges Membrannetzwerk, das die aus vielen Myosin- und Aktinfäden samt Tropomyosin und Troponin bestehenden Muskelfibrillen umgibt (Abb. 12). Es weist zahlreiche dicke Ausbuchtungen auf, die Zisternen, die

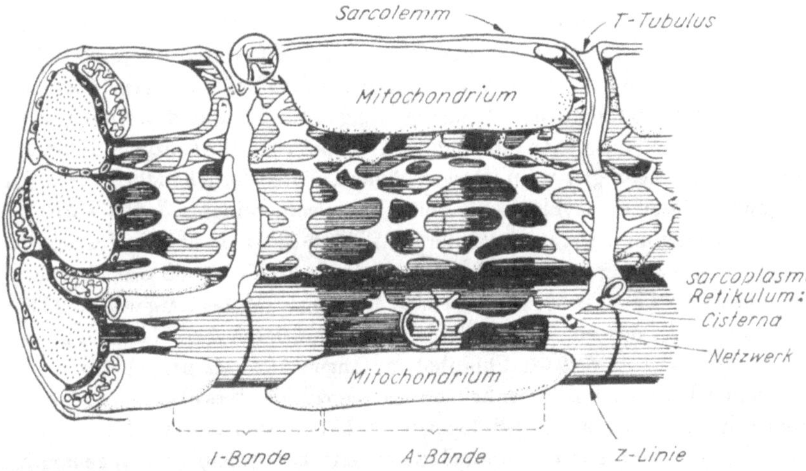

Abb. 12 Feinstruktur einer Zelle des Arbeitsmyokards. Abstand zwischen den beiden T-Tubuli etwa 2,2 nm. Aus [28].

in direktem Kontakt zum Sarkolemm und vor allem zu den sog. T-(d. h. transversalen)-Tubuli stehen, welche nichts weiter als in die Tiefe der Zelle reichende röhrenförmige Einstülpungen des Sarkolemms sind. Wenn die über das Sarkolemm und entlang den T-Tubuli sich ausbreitende Depolaristationswelle die Kontaktstellen mit den Zisternen erreicht, wird das in den Zisternen reichlich angehäufte Kalzium in einer Menge freigesetzt, die proportional der Menge der aus den langsamen Kanälen der T-Tubuli und des Sarkolemms ausströmenden Ca-Ionen ist und die genügt, die intrazelluläre freie Ca-Ionen-Konzentration von einem Ruhewert um 10^{-7} m bis zu 100fach auf etwa 10^{-5} m zu erhöhen und damit eine bis zum Maximum reichende Aktivierung des kontraktilen Apparats zu ermöglichen. Die vorhin erwähnte, für die Regulation der Herzkontraktilität durch Katecholamine entscheidende quantitative Beziehung zwischen transsarkolemmalem Ca-Einstrom und Intensität der Kontraktion bleibt auf Grund der genannten Proportionalität erhalten.

Die im Herzen sehr zahlreich vorhandenen Mitochondrien (Abb. 12) können ebenfalls beträchtliche Mengen von Ca-Ionen aufnehmen und abgeben, aber zu langsam, um in den Kontraktionszyklus entscheidend eingreifen zu können.

Aufgabe des zwischen den Zisternen liegenden Netzwerkes des sarkoplasmatischen Ritikulums ist es, Ca-Ionen aus seiner Umgebung, einschließlich der Bindungsstellen am Troponin-C, in sich hineinzuziehen und damit die Erschlaffung herbeizuführen. Der Ca-Transport in das Retikulumnetzwerk hinein erfolgt mittels einer durch die freie Energie der Spaltung von ATP betriebenen, in der Netzwerkmembran gelegenen Ca-Pumpe, deren Kernstück ein durch Ca-Ionen aktiviertes, die ATP-Spaltung katalysierendes Enzym ist, nämlich die Kalzium-ATPase. Wenn man den Herzmuskel und seine Zellen im Homogenisator zerschlägt, schließen sich die zerstückelten SR-Membranen zu kleinen mikroskopischen Bläschen (Vesikeln) zusammen, die sich von anderen subzellulären Bruchstücken und Elementen mittels differentieller Zentrifugierung abtrennen und isolieren lassen und an denen Ca-ATPase-Aktivität und Ca-Transport im Reagenzglas unter kontrollierten Bedingungen gemessen werden können. Nach Vorbehandlung derartiger Vesikel mit zugesetzter zyklo-AMP-abhängiger Proteinkinase, Zyklo-AMP und MgATP beobachtet man Steigerungen der Ca-ATPase-Aktivität und Ca-Transportgeschwindigkeit, die streng und vermutlich kausal mit dem Ausmaß der Phosphorylierung eines die Ca-ATPase regulierenden Proteins (Molekulargewicht 22 000) korreliert sind [32], das von seinen Entdeckern den griechischen Namen Phospholamban erhielt [33], zu deutsch Phosphatempfänger. Die mit der cAMP-abhängigen Phosphorylierung des Phospholambans assoziierte Beschleunigung des Ca-Transports in das Lumen des SR-Netzwerkes hinein stellt, so wird heute unter teilweiser Bezugnahme auf in Berlin-Buch erzielte Ergebnisse [63] angenommen, die hauptsächliche molekular Grundlage der erschlaffungsbeschleunigenden, systoleverkürzenden Wirkung der adrenergen, den zellulären cAMP-Spiegel anhebenden Katecholamine am Warmblütermyokard dar [55].

Diese Beschleunigung des Ca-Transports könnte, so wird weiter argumentiert [55], zur Vermehrung der Ca-Speicher im sarkoplasmatischen Retikulum und damit zur Freisetzung größerer Mengen von Ca-Ionen während nachfolgender Kontraktionszyklen führen und auf diese Weise zur kontraktionsstärkenden Wirkung der Katecholamine beitragen.

Neuesten Befunden zufolge läßt sich Phospholamban auch mittels einer durch Ca^{2+} bzw. Calmodulin aktivierbaren Proteinkinase phosphorylieren, wobei die Effekte dieser und der zyklo-AMP-abhängigen Phosphorylierung auf Ca-ATPase und Ca-Transport sich summieren [37]. Wir haben hier wieder ein Beispiel vor uns für das Zusammenspiel von Zyklo-AMP und Ca^{2+} bei der Regulation des Herzens. Den unter dem Einfluß adrenerger Katecholamine und unter Mitwirkung von Zyklo-AMP als zweitem Boten vermehrt in die Myokardzelle einströmenden Ca-Ionen kann hierbei die Rolle eines dritten Boten zugesprochen werden.

In Abb. 13 ist zusammengefaßt, was sich aus heutiger Sicht über mögliche biochemische Mechanismen der adrenergen Regulation des Kontraktionszyklus des Herzens sagen läßt.

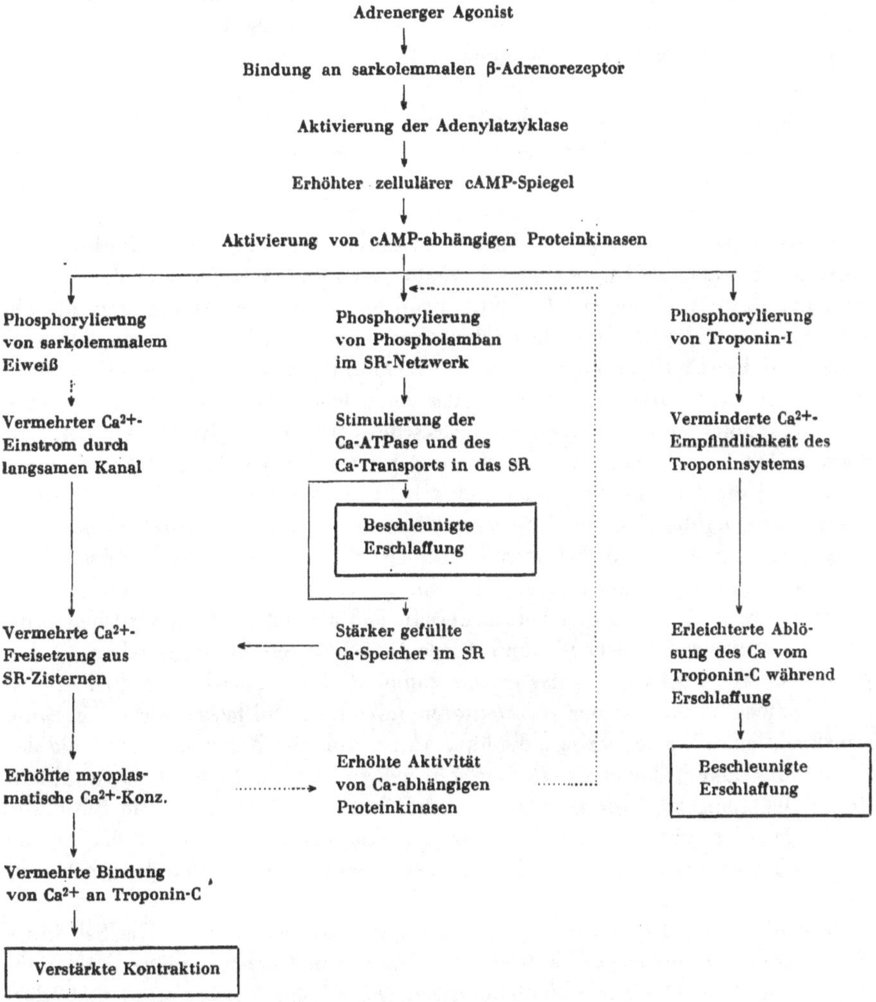

Abb. 13 Mögliche Reaktionsfolgen beim Zustandekommen des Effekts β-adrenerger Stimulierung auf die Herzmuskelkontraktion. SR: Sarkoplasmatisches Retikulum. Nach [69, 29].

8. Pathophysiologische und therapeutische Aspekte

Zum Abschluß seien mir einige Bemerkungen zu pathophysiologischen Aspekten der heutigen Thematik und damit verbunden zur therapeutischen Nutzanwendung der hier dargestellten Erkenntnisse in der klinischen Praxis gestattet. Aus der Palette der das Herz betreffenden Krankheitsbilder und Fehlregulationen greife ich drei Beispiel heraus.

Beispiel Nr. 1: Hyperkinetisches Herzsyndrom. Das klinische Bild dieser Erscheinung ist u. a. gekennzeichnet durch überhöhte Werte der kardialen Kontraktilitätsparameter, des Herzminutenvolumens, der Blutdruckkamplitude und der Herzfrequenz bei Ruhe und noch mehr bei Belastung sowie durch verschiedenste, zumeist auf das Herz bezogene subjektive Beschwerden, ohne daß jedoch ein organischer Herzschaden vorliegt. Im Vordergrund des pathogenetischen Geschehens steht ein übersteigerter sympathisch-adrenerger Antrieb des Herzens, dem ein schwacher Vagustonus kaum etwas engegenzusetzen hat. Für die medikamentöse Therapie dieser recht häufig anzutreffenden Regulationsstörung bieten sich logischerweise die Blocker der adrenergen β-Rezeptoren an, mit denen sich in der Tat die Herzfunktion normalisieren läßt [39]. Angesichts der breiten Anwendung, die die β-Blocker heutzutage bei der Behandlung und auch schon bei der Prophylaxe von Herz- und Kreislauferkrankungen genießen, möchte ich es nicht versäumen, hier 2 Vertreter dieser Gattung von Pharmaka vorzustellen. Abb. 14 zeigt in der Mitte das Propranolol, gewissermaßen der klassische β-Blocker, in der DDR unter dem Namen Obsidan zugelassen; es blockiert gleichermaßen die β_1- und β_2-Adrenorezeptoren. Unten das Practolol, der zuerst bekannt gewordene spezifische β_1-Antagonist, d. h. kardioselektive β-Blocker. Oben sieht man die Strukturformel des β-Agonisten Isoproterenol (Isoprenalin). Die strukturelle Verwandtschaft der beiden β-Blocker mit dem β-Agonisten ist offensichtlich.

Die Wirkung der β-Blocker beruht darauf, daß sie erstens die natürlichen adrenergen Agonisten Noradrenalin und Adrenalin aus deren Bindungsstellen an den β-Rezeptoren verdrängen — das erfolgt kompetitiv, daher auch reversibel — und daß zweitens Besetzung der β-Rezeptoren mit einem β-Blocker nicht die Kette von Reaktionen in Gang bringt, die über Aktivierung der Adenylatzyklase und der cAMP-abhängigen Proteinkinase zum physiologischen Effekt führt. Dem Ablauf dieser Reaktionskette, wie er z. B. in Abb. 13 zu sehen ist, wird vom Start weg ein Riegel vorgeschoben. Genauer gesagt, es unterbleibt die in Abb. 6 dargestellte Kopplung von β-Rezeptor und Adenylatzyklase mittels des GTP-bindenden G-Proteins.

Beispiel Nr. 2: Hyperthyreose (Hyperaktivität der Schilddrüse). Die bei dieser Endokrinopathie am Herzen auftretenden (oder vom Herzen ausgehenden) funktionellen und metabolischen Veränderungen wie erhöhte Herzfrequenz und Blutdruckkamplitude, verstärkte Pumptätigkeit und vermehrter myokardialer Sauerstoffverbrauch erinnern an die Symptomatik des hyperkinetischen Herzsyndroms. Im Zusammenhang mit diesen Veränderungen steht eine erhöhte Ansprechbarkeit

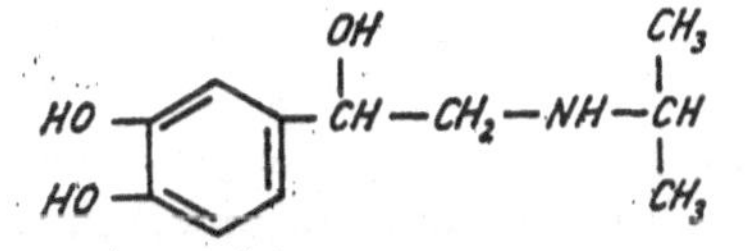

Isoprenaline
(Isoproterenol)

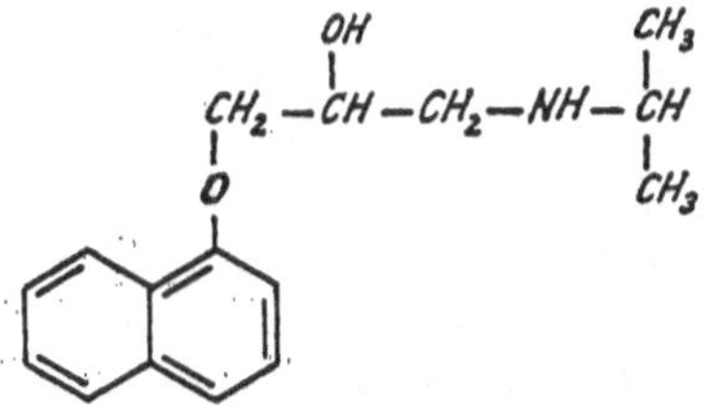

Propranolol

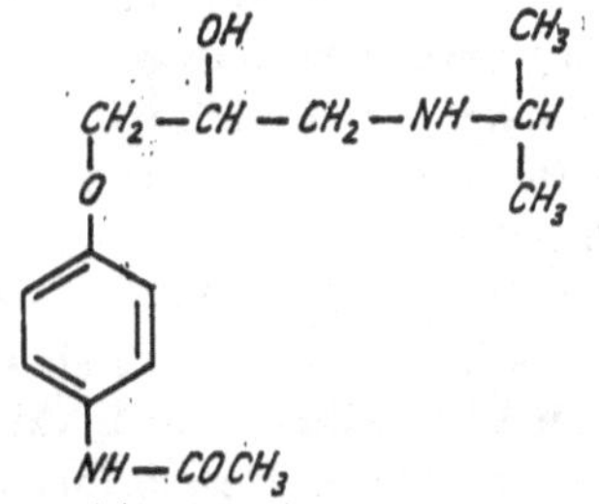

Practolol

Abb. 14 Strukturformeln des Isoproterenols und zweier β-Rezeptorenblocker.

des hyperthyreoten Herzens auf adrenerge Reize [23]. Auf molekularer Ebene entspricht dieser Situation eine von mehreren Forschergruppen [11, 56, 65] übereinstimmend festgestellte Vermehrung der kardialen β-Rezeptoren, deren Synthese anscheinend durch die Schilddrüsenhormone angespornt wird. β-Blocker können Thyreostatika bei der medikamentösen Behandlung der Hyperthyreose keinesfalls ersetzen; ihr Einsatz hat sich aber als geeignet für die symptomatische Therapie der Hyperthyreose und als besonders nützlich zur raschen Beseitigung gefährlicher Herzarrhythmien während thyreotoxischer Krisen erwiesen [39]. Bei Unterfunktion der Schilddrüse ist die Empfindlichkeit des Herzens gegenüber adrenerger Stimulierung herabgesetzt [23]. Dem entspricht ein Verschwinden von kardialen β-Rezeptoren [5, 11] oder, wofür Ergebnisse (unveröffentlicht) von Will-Shahab aus unserem Arbeitskreis sprechen, eine Entkopplung von β-Rezeptor und Adenylatzyklase. Auf jeden Fall ist eine normale Schilddrüsenfunktion Voraussetzung für volles Wirksamwerden einer adrenergen Stimulierung des Herzens. Dieses Abhängigkeitsverhältnis wird als permissiver Einfluß einer endokrinen Drüse bzw. ihres Hormons, in diesem Falle des Schilddrüsenhormons, bezeichnet.

Beispiel Nr. 3: Herzarrhythmien, bei denen Dominanz des langsamen Kanals des Sarkolemms einen pathogenetischen Faktor darstellt. Das kann u. a. bei lokaler Myokardischämie und bei Herzinfarkt der Fall sein. Wenn im davon betroffenen Herzkammergewebe K^+-Ionen aus den Zellen entweichen und sich extrazellulär ansammeln, kann dort das Ruhepotential der Herzzellmembran auf Werte ansteigen (von −90 auf etwa −50 mV), bei denen der schnelle Na-Kanal inaktiviert wird und bleibt und die dem Schwellenpotential des langsamen Ca-Einwärtsstroms nahekommen bzw. es erreichen. Durch den einsetzenden Einstrom von Ca^{2+}-Ionen entstehen langgezogene Aktionspotentiale von geringer Amplitude, die äußerst langsam fortgeleitet werden — ein als „slow response" bezeichnetes Phänomen [13]. Diese „slow response" kann unter bestimmten Voraussetzungen zu gefährlichen Rhythmusstörungen wie Kammerextrasystolen und Kammertachykardie (Herzkammerjagen) Anlaß geben, die in Kammerflimmern übergehen können, der häufigsten unmittelbaren Ursache des plötzlichen Herztodes.

Adrenerge Katecholamine, die über das Zyklo-AMP und Nachfolgereaktionen den Ca^{2+}-Ioneneinstrom in die Herzmuskelzellen mächtig fördern, begünstigen stark die „slow response". Daß es bei Kranzarterienverschluß, der den Herzinfarkt nach sich zieht, zur Ausschüttung physiologisch wirksamer Mengen von gespeichertem herzeigenem Noradrenalin im betroffenen ischämischen Herzareal kommt, wurde zuerst vor annähernd 15 Jahren von unserer Bucher Gruppe [68] in Verfolgung klinischer Hinweise am Tiermodell gezeigt. Am gleichen Modell stellten wir als Folge der Noradrenalinfreisetzung einen markanten, durch β-Blocker unterdrückbaren Anstieg des cAMP-Gehalts im ischämischen und infarzierenden Herzabschnitt fest [67]. Weitere Untersuchungen, an denen mehrere Arbeitskreise beteiligt waren (siehe [44]), brachten dann einen Zusammenhang zwischen dem adrenerg ausgelösten ischämischen Zyklo-AMP-Anstieg und dem Auftreten von Arrhythmien bis hin zum Kammerflimmern zutage.

Über die Verwendung von β-Rezeptorenblockern zur Unterdrückung von Herzarrhythmien, die sich auf der Grundlage von slow-response-Aktionspotentialen entwickeln, liegen zahlreiche positive, wenn auch nicht unwidersprochene Berichte vor [39]. In letzter Zeit haben die β-Blocker bei der Behandlung derartiger Rhythmusstörungen zunehmend von einer anderen Gruppe von Pharmaka mit gleichfalls slow-response-überwindender Wirkung Konkurrenz erhalten, nämlich von den sog. Ca-Antagonisten, besser Ca-Kanalantagonisten oder -Blocker benannt, da ihre Wirkung in einer Blockkade des langsamen Kanals zu sehen ist (siehe [3, 26]). Ihr Vorteil gegenüber den β-Rezeptorenblockern besteht vornehmlich darin, daß sie den Blutfluß durch die Kranzgefäße nicht vermindern, sondern ihn im Gegenteil vermehren. Abb. 15 zeigt den bekanntesten Vertreter dieser Gruppe, das Verapamil, ein Veratrolderivat, in der DDR vom VEB Fahlberg-List unter dem Namen Falicard hergestellt. Es hat sich besonders bei der Behandlung supraventrikulärer paroxysmaler Tachykardien bewährt [3, 26].

Abb. 16 faßt zusammen, was ich über slow-response-bedingte Herzarrhythmien und Möglichkeiten ihrer Beseitigung oder Verhinderung gesagt habe. Die Orte der

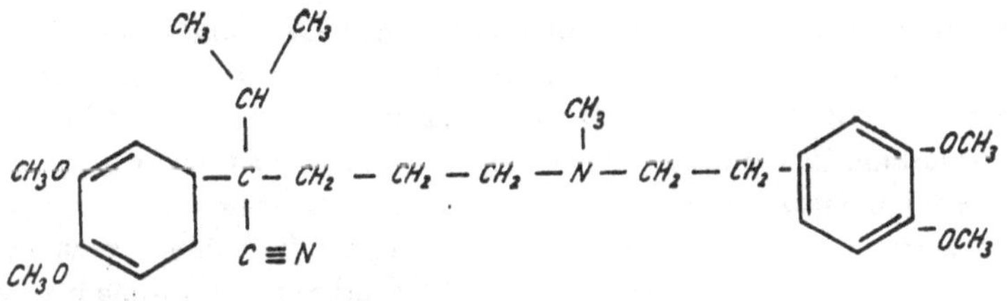

Abb. 15 Strukturformel des Verapamil (Falicard).

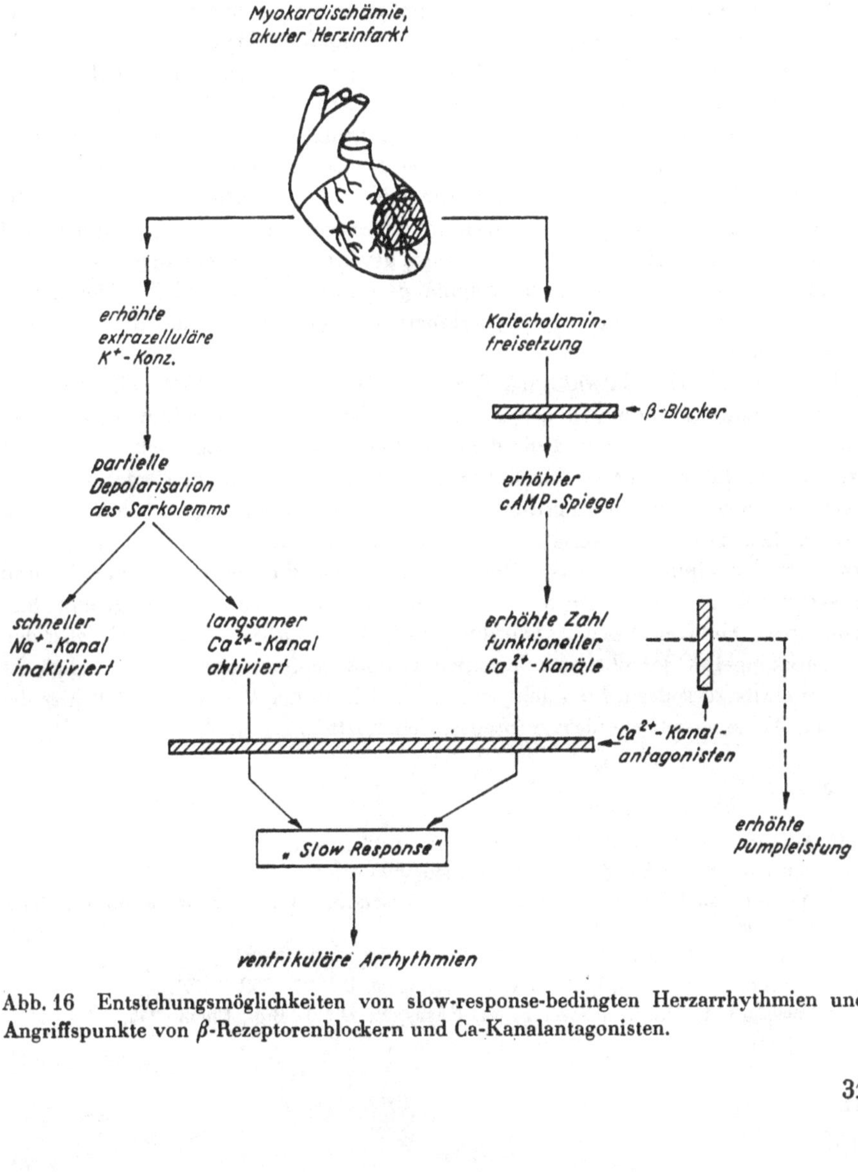

Abb. 16 Entstehungsmöglichkeiten von slow-response-bedingten Herzarrhythmien und Angriffspunkte von β-Rezeptorenblockern und Ca-Kanalantagonisten.

Wirkung der Ca-Kanal- und β-Rezeptorenblocker in den hier dargestellten zellulären Effektuierungsketten sind durch horizontale Balken markiert. Die gestrichelte Linie soll daran erinnern, daß die neurohumoral eingeleitete und durch Zyklo-AMP vermittelte Verstärkung des transsarkolemmalen Ca^{2+}-Ioneneinstroms, die für das ischämisch geschädigte Herz große Gefahren in sich birgt, normalerweise die nützliche Funktion ausübt, dem Organ bei Bedarf zu erhöhter Pumpleistung zu verhelfen. Hiermit zusammenhängend ergibt sich, daß β-Blocker und Ca-Kanalblocker kontraindiziert sind, wenn ein Pumpversagen des Herzens vorliegt. Denn man möchte einem geschwächten Herzen nicht noch eine weitere Schwächung zumuten.

Auf weitere Nutzungsmöglichkeiten der antiarrhythmischen sowie anderen Eigenschaften der Ca-Kanalantagonisten und der β-Blocker einzugehen ist hier nicht der Platz. Wohl aber für die Feststellung, daß die auf Ergebnissen der Erforschung zellulärer Regulationsmechanismen beruhende Anwendung der Ca-Kanalantagonisten bei der Behandlung von Herzrhythmusstörungen zu den signifikantesten Entwicklungen der letzten Jahre auf dem Gebiet der kardiovaskulären Pharmakotherapie gehört. Noch höher ist die Einführung der β-Adrenorezeptorenblocker in die Therapie von Herz- und Kreislauferkrankungen einzuschätzen, insbesondere auf Grund ihres im Lauf der Zeit immer weiter gewordenen Anwendungsbereichs, der heute u. a. den Herzinfarkt, die Angina pectoris, die idiopathische Herzhypertrophie, Tachyarrhythmien, das hyperkinetische Herzsyndrom und die essentielle Hypertonie umfaßt.

Diese dynamische Entwicklung, deren Ausgangspunkt die 1948 von Ahlquist [2] aufgestellte Theorie von der Existenz zweier Typen von adrenergen Rezeptoren — α und β — war, und die dem Umstand Rechnung trägt, daß der im Verlauf der Evolution sich bei den höheren Tierarten herausgebildete adrenerge Antrieb für den zivilisierten Menschen seinen Selektionsvorteil eingebüßt hat und sich bei der heutigen Lebensweise für viele Zeitgenossen eher als ein Ballast erweist, zählt zu den klinisch bedeutsamsten Auswirkungen, die die biomedizinische und pharmazeutische Forschung in der Nachkriegszeit zu verzeichnen gehabt hat. Von einem Abflauen dieser Entwicklung und einem Nachlassen des Auftriebs, den sie rückkoppelnd der pharmakologischen Grundlagenforschung verschafft hat, ist bisher nichts zu spüren. Man geht wohl nicht fehl in der Voraussage, daß hier die letzten Worte noch lange nicht gesprochen sein dürften.

Literatur

[1] Agranoff, B. W.: Fed. Proceed. **34**, 1911—1914 (1975).
[2] Ahlquist, R. P.: Am. J. Physiol. **153**, 586—600 (1948).
[3] Assmann, I., Fiehring, H., Dittrich, P., Teichmann, W.: Medicamentum **21**, 290—293 (1980).
[4] Aurbach, G. D.: Adv. Cyclic Nucleotide Res. **12**, 1—9 (1980).
[5] Banerjee, S P., Kung, L. S.: Eur. J. Pharmacol. **43**, 207—208 (1977).
[6] Brostrom, C. O., Hunkeler, F. L., Krebs, E. D.: J. Biol. Chem. **246**, 1961—1967 (1971).

[7] Brown, D. H., Cori, C. F.: In: The Enzymes, 2nd ed., Vol. 5 (Eds. P. D. Boyer, H. A. Lardy, K. Myrbäck), Academic Press, New York, S. 207—228 (1961).
[8] Brown, J. H.: J. Cyclic Nucleotide Res. **5**, 523—533 (1979).
[9] Cassel, D., Selinger, Z.: Proc. Nat. Acad. Sci. USA **74**, 3307—3311 (1977).
[10] Cheung, W. Y.: Science **207**, 10—27 (1980).
[11] Ciaraldi, T., Marinetti, G. N.: Biochem. Biophys. Res. Commun. **74**, 984—991 (1977).
[12] Corbin, J. D., Snyder, P. H., West, L., Flockhart, D. A., Lincoln, D. M., McCarthy, D.: J. Biol. Chem. **253**, 3997—4003. (1978).
[13] Cranefield, P. F.: In: The Conduction of the Cardiac Impulse: The Slow Response and Cardiac Arrhythmias. Futura Publishing Co., Mt. Kisco, S. 294—313 (1975).
[14] Eccles, J. C.: Die Physiologie der Synapsen, Springer-Verlag, Berlin (West) (1964)
[15] Ehrlich, P. In: P. Ehrlich und S. Hata: Die experimentelle Chemotherapie der Spirillosen. Springer-Verlag, Berlin (1910).
[16] Eimerl, S., Neufeld, G., Korner, M., Schramm, M.: Proc. Nat. Acad. Sci. USA **77**, 760—764 (1980).
[17] Fields, J. Z., Roeske, W. R., Morkin, E., Yamamura, H. I.: J. Biol. Chem. **253**, 3251—3258 (1978).
[18] Fischer, E. H., Becker, J.-U., Blum, H. E., Byers, B., Heizmann, C., Kerrick, G. W., Lehky, P., Malencik, D. A., Pocinwong, S.: In: Molecular Basis of Motility (Eds. L. Heilmeyer, J. C. Ruegg, T. Wieland), Springer-Verlag, Berlin (West) — Heidelberg, S. 137—153 (1976).
[19] Gardner, R. M., Allen, D. O.: J. Pharmacol. Exper. Ther. **202**, 346—353 (1977).
[20] George, W. J., Polson, J. B., O'Toole, J. B., Goldberg, N. D.: Proc. Nat. Acad. Sci. USA **66**, 398—403 (1970).
[21] Greengard, P.: Cyclic Nucleotides, Phosphorylated Proteins, and Neuronal Function. Raven Press, New York (1978).
[22] Haga, T., Ross, E. M., Anderson, H. J., Gilman, A. G.: Proc. Nat. Acad. Sci. USA **74**, 2016—2020 (1977).
[23] Harrison, T. S.: Physiol. Rev. **44**, 161—185 (1964).
[24] Haugaard, N., Hess, M. E.: Pharmacol. Rev. **17**, 27—69 (1965).
[25] Hedtke, J. L. Shideman, F. E., Goldberg, N. D.: Pharmacologist **15**, 20 (1973).
[26] Henry, P. D.: Am. J. Cardiol. **46**, 1047—1058 (1980).
[27] Kahn, C. R.: J. Cell Biol. **70**, 261—286 (1976).
[28] Katz, A. M.: Basic Res. Cardiol **71**, 447—455 (1976).
[29] Katz, A. M.: Adv. Cyclic Nucleotide Res. **11**, 303—343 (1979).
[30] Keely, S. L., Corbin, J. D., Park, C. R.: J. Biol. Chem. **250**, 4832—4840 (1975).
[31] Keely, S. L., Lingoln, T. M., Corbin, J. D.: Am. J. Physiol. **234**, H 432-H 438 (1978).
[32] Kirchberger, M. A. Chu, G.: Biochim. Biophys. Acta **419**, 559—562 (1976).
[33] Kirchberger, M. A., Tada, M., Katz, A. M.: Rec. Adv. Stud. Cardiac Struct. Metab. **5**, 103—115 (1975).
[34] Kohlhardt, M., Haap, K.: J. Mol. Cell. Cardiol. **10**, 573—586 (1978).
[35] Krause, E.-G., Will, H., Pelouch, V., Wollenberger, A.: Acta Biol. Med. Germ. **31**, K 37—43 (1973).
[36] Lefkowitz, R. J., Hoffman, B. B.: Trends Pharmacol. Sci. **1**, 314—318 (1980).
[37] Le Peuch, L. J., Haiech, J., Demaille, J. G.: Biochemistry **18**, 5150—5157 (1979).
[38] Loewi, O.: Pflügers Arch. ges. Physiol. **189**, 239—242 (1921).

[39] Lydtin, H., Lohmöller, G.: Beta-Rezeptorenblocker. Aesopus Verlag, Basel (1977).
[40] Meinertz, T., Nawrath, H., Scholz, H.: Naunyn-Schmiedebergs Arch. Pharmacol. 277, 107—112 (1973).
[41] Nathan, D., Beeler, G. W. (Jr.): J. Moll Cell. Cardiol 7, 1—5 (1975).
[42] Nawrath, H.: Nature 267, 72—74 (1979).
[43] Ochoa, S., de Haro, C.: Ann. Rev. Biochem. 48, 549—580 (1979).
[44] Opie, L. H., Muller, C., Nathan, D., Daries, P., Lubbe, W. F.: Adv. Cyclic Nucleotide Res. 12, 63—69 (1980).
[45] Pfeuffer, T.: FEBS Lett. 101, 85—89 (1979).
[46] Rasmussen, H., Goodman D. B. P.: Physiol. Rev. 57, 421—509 (1977.)
[47] Reuter, H.: Circul. Res. 34, 599—605 (1974).
[48] Reuter, H.: Ann. Rev. Physiol. 41, 413—424 (1979).
[49] Reuter, H., Scholz, H.: J. Physiol. 264, 49—62 (1977).
[50] Robison, G. A., Butcher, R. W., Sutherland, E. W.: Ann. New York Acad. Sci. 139, 703—723 (1967).
[51] Stam, A. C., Honig, C. R.: Am. J. Pysiol. 209, 8—15 (1965).
[52] Stull, J. T., Mayer, S. E.: In: Handbook of Physiology — The Cardiovascular System, Vol. 1, The Heart (Ed. R. M. Berne), American Physiological Society, Bethesda, S. 741—774 (1979).
[53] Sutherland, E. W., Øye, I., Butcher, R. W.: Rec. Progr. Hormone Res. 21, 623—642, (1965).
[54] Sutherland, E. W., Robison, G. A., Butcher, R. W.: Circul. 37, 279—306 (1968).
[55] Tada, M., Ohmori, F., Kinoshita, N., Abe, H.: Adv. Cyclic Nucleotide Res. 9, 355—369 (1978).
[56] Tsai, J. S., Chen, A.: Nature 275, 138—140 (1978).
[57] Tsien, R. W.: Adv. Cyclic Nucleotide Res. 8, 363—420 (1977).
[58] Tsien, R. W., Giles, W., Greengard, P.: Nature New Biol. 240, 181—183 (1972).
[59] Vauquelin, G., Geneyt, P., Hanoune, J., Strosberg, A. D.: Proc. Nat. Acad. Sci. USA 74, 3710—3714 (1977).
[60] Walsh, D., Perkins, J. P., Krebs, E. D.: J. Biol. Chem. 243, 3763—3765 (1968).
[61] Watanabe, A. M., Besch, H. R. (Jr.): Circul. Res. 37, 309—317 (1975).
[62] Wicks, W. D.: Adv. Cyclic Nucleotide Res. 4, 335—439 (1974).
[63] Will, H., Blanck, J., Smettan, G., Wollenberger, A.: Biochim. Biophys. Acta 449, 295—303 (1976).
[64] Will, H., Misselwitz, H.-J., Levchenko, T. S., Wollenberger, A.: In: Proceed. 7th Internat. Congr. Pharmacol., Vol. 3, Ions-Cyclic Nucleotides-Cholinergy (Ed. J. C. Stoclet), Pergamon Press, Oxford, S. 161—170 (1978).
[65] Williams, L. T., Lefkowitz, R. J., Watanabe, A. M., Hathaway, D. R., Besch, H. R. (Jr.): J. Biol. Chem. 252, 2787—2789 (1977).
[66] Wollenberger, A.: In: Contraction and Relaxation in the Myocardium (Ed. W. G. Nayler), Academic Presss, London — New York, S. 113—190 (1975).
[67] Wollenberger, A., Krause, E.-G., Heier, G.: Biochem. Biophys. Res. Commun. 36, 664—670 (1969).
[68] Wollenberger, A., Krause, E.-G., Shahab, L.: In: Coronary Circulation and Energetics of the Myocardium (Eds. G. Marchetti, E. Taccardi), Karger, Basel-New-York. S. 200—219 (1967).
[69] Wollenberger, A., Will, H.: Life Sci. 22, 1159—1178 (1978).

Kolibri 360 GmbH
Ferdinand-Jühlke-Straße 7
99095 Erfurt, Deutschland
produktsicherheit@kolibri360.de

FSC
www.fsc.org
MIX
Papier | Fördert
gute Waldnutzung
FSC® C083411

Kolibri 360 GmbH
Ferdinand-Jühlke-Straße 7
99095 Erfurt, Deutschland
produktsicherheit@kolibri360.de